汉竹编著·健康爱家系列

五脏排毒

养生书

赵迎盼 主编

江苏凤凰科学技术出版社

全国百佳图书出版单位

·南京·

图书在版编目（CIP）数据

五脏排毒养生书 / 赵迎盼主编 . —南京：江苏凤凰科学技术出版社，
2022.02

（汉竹·健康爱家系列）

ISBN 978-7-5713-1753-9

Ⅰ . ①五… Ⅱ . ①赵… Ⅲ . ①毒物 – 排泄 – 养生（中医）
Ⅳ . ① R212

中国版本图书馆 CIP 数据核字 (2021) 第 011006 号

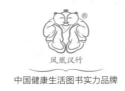

中国健康生活图书实力品牌

五脏排毒养生书

主　　　编	赵迎盼	
编　　　著	汉　竹	
责 任 编 辑	刘玉锋　黄翠香	
特 邀 编 辑	李佳昕　张　欢	
责 任 校 对	仲　敏	
责 任 监 制	刘文洋	

出 版 发 行	江苏凤凰科学技术出版社
出版社地址	南京市湖南路 1 号 A 楼，邮编：210009
出版社网址	http://www.pspress.cn
印　　　刷	合肥精艺印刷有限公司

开　　　本	720 mm×1 000 mm　1/16
印　　　张	12
字　　　数	240 000
版　　　次	2022 年 2 月第 1 版
印　　　次	2022 年 2 月第 1 次印刷

标 准 书 号	ISBN 978-7-5713-1753-9
定　　　价	39.80 元

图书印装如有质量问题，可随时向我社印务部调换。

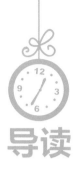

导读

在中医看来，人体内有很多毒素，凡是不能及时排出体外、对人的身体和精神会产生不良作用的物质都可以被称为"毒"，如人体内的瘀血、痰湿、寒气，以及食积、气郁、上火等产生的有毒物质。这些毒素堆积在五脏之内，就会影响脏器的功能，加速五脏的衰老，因而接受五脏供养的皮肤、筋骨、肌肉、神经也就跟着一起衰老了。虽然毒素在人体内隐藏得很深，但它们在身体表面还是留下了"蛛丝马迹"，以增生、长痘等各种形式提示它们究竟隐藏在何处。现在，我们要找出毒素的藏身处，尽快把它们赶出身体。

行之有效的排毒方法是什么？就是日常科学规律的饮食、良好的生活作息，还有中医养生专家推荐的保健按摩操，等等。注意调整饮食，跟着书中的方法坚持一段时间，你会发现，没有节食，但身体轻盈了；没有美容，但肤色红润了；没有进补，但元气恢复了……

第一章
"毒"的真相

第二章
排心毒——每个人都需要一颗强大的心

第三章

排肝毒——保养最重要的排毒器官

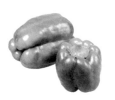

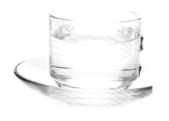

第四章
排脾毒——管好你的"健康银行"

第五章
排肺毒——雾霾天，看好你的肺

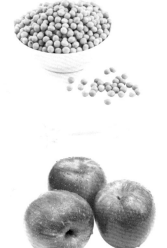

第六章
排肾毒——"青春不老"的秘诀

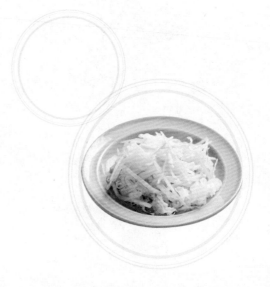

第七章
不同人群的排毒饮食方案

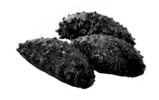

第八章

芬芳茶饮，简易排毒

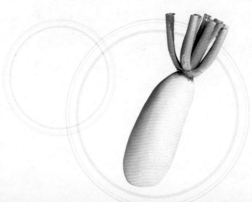

第九章
清肝清肺，抵御病毒和雾霾

附录:《黄帝内经》中的养生智慧

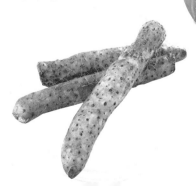

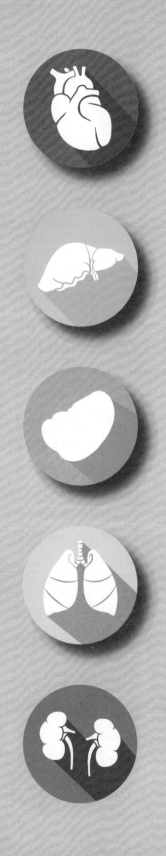

第一章
"毒"的真相

　　中医认为，人体内有很多毒素，凡是不能及时排出体外、对人的身体和精神会产生不良作用的物质都可以被称为"毒"，如瘀血、痰湿、寒气，以及食积、气郁、上火等产生的有毒物质。这些毒素堆积在五脏之内，就会加速五脏的衰老，因而接受五脏供养的皮肤、筋骨、肌肉、神经也就跟着一起衰老了。

"毒"到底是什么

追究"毒"的本意，许慎在《说文解字》中这样写道："毒，厚也。害人之草，往往而生。""毒"是随着社会的发展，从"善而厚"演变为"恶而厚"，而后者最后成了人们固定认识的"毒"。想要排毒，先要识"毒"。在中医、西医领域都有关于"毒"的定义，且有相似的部分。

中医所说的"毒"

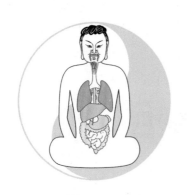

在中医理论中，广义的"毒"包括内生五邪、外感六淫、内伤七情，以及饮食不节、过劳过逸等原因引起的阴阳失衡。内生五邪，指脏腑阴阳气血失调所造成的内风、内寒、内湿、内燥、内热；外感六淫，是风、寒、暑、湿、燥、火六种外感病邪的统称；内伤七情，指喜、怒、忧、思、悲、恐、惊七种情志变化。简而言之，一切不正之邪皆为"毒"，具体可以分为以下几种。

热毒

阳气亢盛时，人体内就会产生热毒，如我们常说的"上火"，具体表现为口干、口苦、口臭、牙龈红肿出血、流鼻血、大便干硬、面有油光、痤疮、手足冒汗等。

火毒

"热极为火"，即热毒到了一定程度就是火毒。症状轻一点的火毒表现为局部的红、肿、热、痛，严重一些的火毒表现为发热、头痛、烦躁、小便短赤、大便秘结、舌红苔黄，甚至会出现口腔溃疡、嘴角生疮等现象。

寒毒

寒毒是和热毒相对应的，可以分为外寒和内寒两种。风寒侵袭引起的感冒、关节疼痛属于外寒，是由体外的因素导致的。内寒则是由阳气虚衰、脏腑功能衰退导致的，以身寒肢冷、腰腹畏寒、小便澄澈清冷、大便稀薄等为特点。

湿毒

湿毒也分为外湿和内湿两种。外湿多由炎热潮湿的环境引起，表现为风湿性疾病，如关节疼痛等。 内湿则是由脾胃虚弱运化不力导致的，如饮食不节造成脾胃运动障碍；或因脾虚而正气不足，招来外湿入侵，妨碍脾胃正常运化功能，具体表现为食欲不振、腹胀、腹泻、便溏、面黄、水肿、舌淡苔润等。

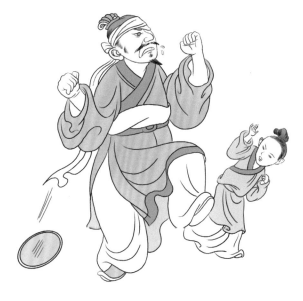

虫毒

虫毒会破坏和侵蚀人体的局部组织，消耗养分和精气。例如生食肉类后，肠胃内容易生寄生虫。身中虫毒常出现腹痛、睡觉磨牙、面色萎黄、消化功能不好等症状，发于皮肤后可出现疥、癣、皮肤溃疡等症状。

食积之毒

脾胃掌管着食物的消化、吸收与输送，如果功能失调，就不能运化食物。日积月累，这些堆积在胃里的食物就会酝酿成毒素，损伤脾胃，使人出现食欲不振、胸闷、嗳气、泛酸、大便不畅、面生痤疮等不良症状。

瘀血之毒

简单地说，瘀血之毒就是血液运行失常的病理产物。如果瘀血一直不消，阻滞经络，人体得不到气血的充分滋养，就会出现各种症状，表现为身体刺痛、痛处固定不移，身体异常出血、出现青紫色瘀斑等。

药物之毒

老话说"是药三分毒"，药物之毒的症状相对复杂，这里暂不一一说明，但都对肝脏有害。很多人知道西药有明显的毒副作用，却忽视了中药的毒性。所以，懂得一些药物知识，掌握药物的毒副作用，是对自己负责任的一种做法。

情志之毒

情志泛指喜、怒、忧、思、悲、恐、惊七种情绪变化，简称"七情"，是人们对外界客观事物的心理反应。中医认为，情志是由五脏之气化生的，若情志失调，则容易损伤脏腑气血，影响人体健康，如喜伤心、怒伤肝、思伤脾、悲伤肺、恐伤肾，情志一旦过度就会伤身。

西医所说的"毒"

西医所说的"毒"，更接近人们对"毒"的定义，因为它比较具体、细致，不像中医说得那么抽象、宽泛，常见的有以下几种。

生物毒素

生物毒素又称天然毒素，是指动物、植物、微生物产生的对其他生物有毒害作用的各种物质。在生活中，人类被毒蛇咬伤就是受到生物毒素侵害的例子。再如赤潮，由于大量生活污水、工业废水和农业废水流入海洋，造成海水富营养化，令某些浮游生物暴发性繁殖和高度密集，使海水出现严重污染，鱼虾、贝类等大量死亡。

不过，生物毒素并非一无是处。在现代科研中，很多生物毒素可以为生物学、化学、医药学等研究提供丰富的物质基础。

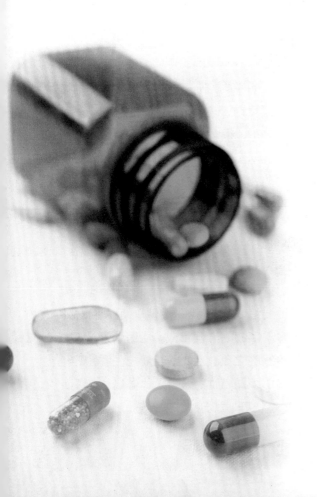

药物本身的毒副作用

前面提到过"是药三分毒"，西药多数是化学合成的，具有一定的毒副作用，在包装及说明书上都会注明。西药因为见效快而逐渐出现滥用的现象，尤其是抗生素。然而，滥用抗生素一方面会引起肠道菌群出现紊乱，过多杀死肠道内的益生菌；另一方面，会提高身体的耐药性，使患者在出现突发状况时无法进行有效的药物治疗。

举个简单的例子，我们吃药的时候，总是会选择见效快、毒副作用小的那种药。但时间长了，这种药就不那么好使了。其实，并不是药效出了问题，而是我们的身体对这种药物产生了耐药性。

人为因素造成的毒素

在这方面，毒素包含的范围比较广，如农药中的有机磷、有机氯，还有一氧化碳、乙醇等，都是人为因素造成的。这些毒素一旦进入人体后，会对人体造成一定程度的损害，甚至会带来生命危险。

例如，常见的毒素——酒精。我国本就是一个饮酒大国，随着人民生活水平的提高和社会交往的发展，酒的消耗量急剧上升。在日常生活中，醉酒现象时有发生。其实，醉酒就是酒精中毒，当人们一次性大量饮酒后，身体机能会出现异常，尤其对神经系统和肝脏的伤害最为严重。

饮酒后数分钟内，酒精就会抵达大脑，使脑细胞功能减退；心肌也会受到酒精的抑制作用，并为适应这种状态而加速心搏。举杯初饮时，会感到心情放松。如果继续畅饮，血液中的酒精浓度渐增，大脑神经中枢开始紊乱，所以饮酒易引起过激和暴力行为。若酒后驾驶的话，判断力与反应时间的障碍往往造成车祸。

食物中的毒

这是人们在日常生活中最常见的"毒"，如有毒的蘑菇、发了芽的土豆、未煮熟的四季豆等。虽然有些食物含有毒素，但不是每个人都会中毒。首先，摄入的量是不同的；其次，每个人的体质是不同的，对毒素的反应也不尽相同；最后，有的人天生就是过敏体质，哪怕是吃鸡蛋、喝牛奶都会感到身体不适，这类人群在日常饮食中一定要谨慎。

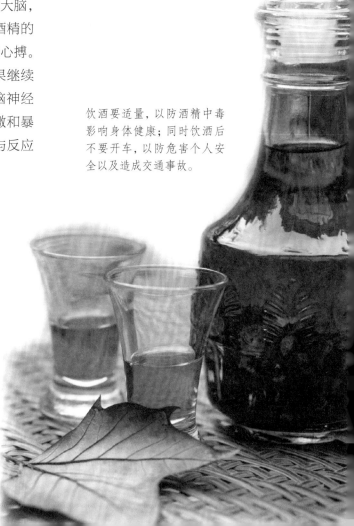

饮酒要适量，以防酒精中毒影响身体健康；同时饮酒后不要开车，以防危害个人安全以及造成交通事故。

潜伏在身边的"毒"

　　除了人们普遍关注的空气污染、水污染、食物中毒等因素，日用品、室内环境，甚至人体自身，都会产生"毒"。人体代谢产生的"废物"需要及时清除，不然就会对身体造成很大的影响。

外界环境中的"毒"

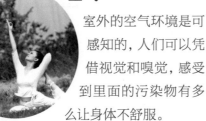

空气

　　室外的空气环境是可感知的，人们可以凭借视觉和嗅觉，感受到里面的污染物有多么让身体不舒服。

　　室内的空气却往往被人忽视。想一想，新房子为什么要在装修半年后才能入住？为什么要开窗户通风？有研究表明，装修导致的污染通常高于室外空气污染。但在雾霾严重的时候，不建议开窗通风，等到天气晴朗的时候再开窗比较好。

食品

　　对于在蔬菜和水果表面喷洒农药、在水果表面打蜡等现象，人们早已见怪不怪，但不要放松警惕。大部分蔬菜和水果在食用之前可以放入淡盐水中浸泡几分钟，这样会安全些。

　　食品添加剂虽并非人们想象的那么可怕，但如果购买的加工食品颜色过艳、味道过浓、口感异常，那就要小心了，有可能是不良商家滥用食品添加剂，也有可能是食品变质。

饮用水

　　水质影响着人体健康。水污染是生活污水和工业废水等原因造成的，饮用被污染的水会出现恶心、腹泻、呕吐、头痛等症状，严重的还能致癌。对于生活用水，尽量煮沸后饮用。如果家里有饮水机，至少两个月清洗一次，夏季气温较高，可调整为每月清洗一次。

日用品

　　香水、剃须膏、牙膏、肥皂、洗发液、洗衣液、指甲油、化妆品等日用品，人们再熟悉不过。日用品中所含的化学物质能通过人体皮肤侵入身体，进而产生毒素，被称为"经皮毒"。

人体自身产生的 "毒"

宿便

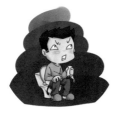

宿便是人体内尚未排出的粪便，很多人认识宿便，都是因为铺天盖地的广告宣传。客观地讲，与其说是宿便，不如说是便秘。因为关于宿便还没有科学的定义，便秘却是人们熟知的症状。

有些人便秘时还伴有失眠、烦躁、多梦、抑郁等情况。这些情况可以通过食疗缓解，一旦出现便血、贫血、消瘦、发热、黑便、腹痛等情况，应该去医院就诊，不能轻视。

尿酸

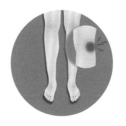

尿酸是人体代谢的产物，由小便排出。如果尿酸含量过高，或者小便不畅，就会沉积在人体软组织或关节中，引发炎症。平时要注意多喝水，多吃蔬菜，如茄子、生菜、芹菜等，少吃红肉（即烹饪前呈现红色的肉，如猪肉、牛肉、羊肉等）。

自由基

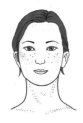

适量的自由基对人体有好处，能保护身体免受化学物质等外来物的侵害。但自由基也是造成人体衰老的最大因素，过量自由基会产生很强的氧化作用，造成衰老、皮肤出现色斑、过敏及心血管疾病。消除自由基的办法就是多吃抗氧化的蔬菜和水果，如西蓝花、胡萝卜、玉米、芦笋、花菜、猕猴桃等。

胆固醇

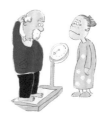

很多人提到胆固醇就会想到高血压、冠心病、心血管闭塞、肥胖等，但胆固醇并不完全是毒素，作为身体的结构部分，它还是合成许多重要物质的原料。

如果胆固醇沉积过多，就要少吃红肉、蛋类，多吃玉米、胡萝卜、海带、苹果等食物。

甘油三酯

这个名称可能不被人们所熟悉，但说到血脂异常会引起脑血栓、冠心病、肾脏病变等，很多人就知道了。甘油三酯高没有特异性症状，如头晕、头痛、胸闷、气短、耳鸣等。因此，中老年人最好定期去医院体检。

如果甘油三酯高，就要少吃含大量淀粉、糖的食物；如果甘油三酯和胆固醇都高，那就要严格控制饮食和体重。

乳酸

劳动、运动后身体出现的酸痛、乏力、迟钝等现象都和体内乳酸堆积有关。在乳酸堆积的情况下，肌肉会发生收缩，从而挤压血管，使得血流不畅，造成肌肉酸痛、发冷、头痛、头重等症状。

除了保证高质量的睡眠之外，还要进行一些舒展的轻运动，并多吃富含 B 族维生素的食物能有效缓解乳酸堆积带来的不适症状。

水肿

人体出现水肿，与肺、脾、肾等三焦各脏腑密切相关。除了中医所说的湿毒，风邪袭表、疮毒内犯、饮食不节、久病劳倦等也是导致水肿的成因。常见的水肿类型分为下肢水肿、经期水肿、孕期水肿、肾水肿，而与之相关的疾病以水肿型肥胖更为常见，即生活中那些"喝水都会胖"的人群。按照中医理论，水肿分为阳水和阴水：阳水表现为水肿由眼睑、头部迅速遍及全身，水肿的部位皮肤紧绷光亮，按下后迅速反弹，伴有经常性口渴、小便赤涩、大便秘结等症状，宜宣肺解表；阴水则表现为全身水肿、大便溏稀、小便不赤涩，宜温补脾肾。

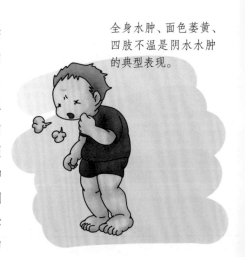

全身水肿、面色萎黄、四肢不温是阴水水肿的典型表现。

"精神毒素"

在长期加班、考试前夕等情况下，压力大、抑郁、纠结、闹心等词语已经成为人们较常有的精神状态的写照。这些不良情绪会让人时刻处在紧张、压抑的氛围中，造成免疫力下降、内分泌失调、新陈代谢失常等症状。除了精神上的自我调节以外，常吃一些五谷杂粮、蔬菜水果，少吃油腻、刺激性食物，多出去走走，都会对排除"精神毒素"有所帮助。

到底怎样排毒

想要排毒，最好是明明白白地排毒。半信半疑、稀里糊涂地排毒只会让你在排毒的道路上越走越偏，越走越累。下面这些问题具有一定的代表性，了解后能让你轻松、明了地排毒。

雾霾有毒吗

根据专家的最新研究，以北京为例，PM2.5 的主要来源分别是扬尘、燃煤、生物质燃烧、汽车尾气与垃圾焚烧、工业污染和二次无机气溶胶。毋庸置疑，它们都会对人体产生危害，可以认定为有"毒"。

喝水能排毒吗

这个问题的答案是"能"。最实在的解释就是，喝水能够刺激胃肠蠕动，帮助排便；还能够调节体内水分，加速排汗，达到良好的排毒效果。

不过，喝水排毒也有讲究。一是喝温水排毒会更好，喝凉水易导致胃肠不舒服，这样的做法无疑是顾此失彼。二是喝水不宜过多。大量喝水后，身体必须将多余的水分排出，血液中的盐分被稀释，吸水能力降低，一些水分会被吸收到细胞内，造成组织水肿，严重的还会造成水中毒，出现头晕、眼花、口渴、昏倒等症状。

足贴能排毒吗

足疗在我国已有悠久的历史，包括热水足浴法、足部按摩法和中药足疗法。足贴没有相关的古籍记载，也不在足疗的范畴中。

足贴的作用原理类似于膏药，但两者成分不同。膏药是用中药开结行滞，以达药效，而足贴中的成分是粉末，消费者并不能直接断定其成分来源。所以，在选择的时候，最好慎重一些。

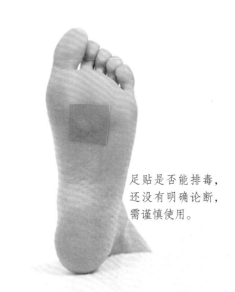

足贴是否能排毒，还没有明确论断，需谨慎使用。

来月经是排毒吗

女性初潮后每个月都要进行一次重新激发身体造血机能、自我调节、自我完善的生理活动，那就是月经。月经是一种排毒方式，它让坏死而脱落的子宫内膜随着经血排出，让子宫焕然一新。月经和排汗、排便一样，都是促进机体新陈代谢的帮手。可以说，月经是每月对子宫的一次"大扫除"。

吃蔬菜能排毒吗

从营养学的角度讲，蔬菜里面的营养素没有排毒的作用，但它们都有各自其他的作用，如抗衰老、促进消化等。从中医理论上讲，蔬菜可以排毒且效果比较好，如菠菜能滋阴平肝、苦瓜能清热去火、黄瓜能消肿利尿、冬瓜能健脾利湿。

吃富含膳食纤维的蔬菜可促进排便，对促进人体排毒有一定益处。

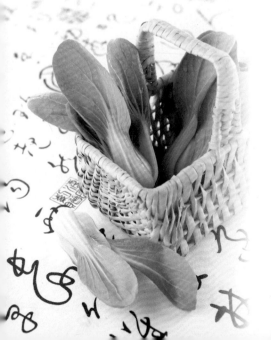

想排毒就只能吃素吗

吃素的好处有很多，比如控制体重、预防疾病、美容护肤等，但这并非绝对。单纯吃素会引发营养不均衡，比如缺铁、缺乏动物性蛋白质等。想要健康排毒，饮食上最好荤素搭配。很多营养专家认为，科学的饮食搭配再加上健康的生活方式，才能发挥更好的效果，比素食更重要的是食物的营养结构，而不是素食本身。

什么食物最排毒

吃一种食物就能让毒素全排出来，整个身体都干干净净——这只是一个美好的想象，并不现实。如果一定要回答，那只能笼统地说，没有最排毒的食物，只有排毒效果比较好的食物，如五谷杂粮、蔬菜和水果，它们都是排毒养生的好食材。

哪些人不适合排毒

身体比较虚弱的人不宜排毒，需要请教医生或专业人士进行调理。年龄较大、身体不便的老年人不宜排毒，以免影响正常的休息和调养。胃肠炎、痔疮症状比较严重的患者不宜排毒，需要医生的指导和治疗。

孕妇属于特殊人群，一举一动都关系着胎宝宝的健康安全。面对孕期便秘、孕期水肿、妊娠斑、妊娠纹等问题时，可以通过食疗缓解，总的来说，不宜食用寒凉、刺激的食物。另外，产妇不要急于通过排毒恢复身材，应该在医生指导下进行调理。

五行养生和排毒

　　人体也是一个"小宇宙"，各脏器之间有着相互的关系，从而形成一个统一的整体。人体的五脏和五大元素也有着对应的关系。

　　肾属水，肾主骨，肾是血液循环的过滤器。

　　肝属木，肝主免疫，肝是解毒的。

　　心属火，心是动力泵，心是推动血液运行的脏器。

　　脾属土，胃是容纳，脾是吸收，向全身供水液。

　　肺属金，肺是宰相，肺是呼吸，呼出废气，吸入氧气。

　　属水的器官是肾、膀胱、耳。

　　属水的情志是恐。

　　属水的味道是咸味。

　　属水的食物是黑色食物。

　　黑色食物对应的是肾脏及骨骼，经常吃能帮助与肾、膀胱、骨骼关系密切的新陈代谢正常运转，使多余水分不至于积存在体内造成体表水肿，有强壮骨骼的作用。

　　属木的器官是肝、胆、眼睛。

　　属木的情志是怒。

　　属木的味道是酸味。

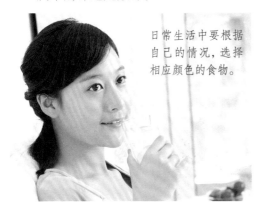

日常生活中要根据自己的情况，选择相应颜色的食物。

　　属木的食物是青色食物。

　　青色入肝，日常生活中吃点青色的食物，可以简单地养肝护肝。菠菜、西蓝花、芦笋、茼蒿就是常见的青色食物。

　　属火的器官是心、小肠、舌。

　　属火的情志是喜。

　　属火的味道是苦味。

　　属火的食物是赤色食物。

　　养心最好吃些赤色食物，这种颜色给人温、热的感觉，它们对应的是同为红色的血液及负责血液循环的心脏，气色不佳、四肢冰冷的虚寒体质的人可以多吃一些。

　　属土的器官是脾、胃、口。

　　属土的情志是思。

　　属土的味道是甘味。

　　属土的食物是黄色食物。

　　脾、胃在人体中扮演着养分供给者的角色，它们调理好了，气血才会旺盛。常见的黄色食物有香蕉、小米、南瓜等，含有丰富的胡萝卜素和维生素C，能健脾养胃。

　　属金的器官是肺、大肠、鼻。

　　属金的情志是悲。

　　属金的味道是辛味。

　　属金的食物是白色食物。

　　金系食物对应的主要是肺脏，大多是白色食物。它们性情偏平、凉，能清肺健肺，还能促进胃肠蠕动，增强新陈代谢，让肌肤充满弹性与光泽。

测测你的身体需要排毒吗

如果体内毒素蓄积,身体、情绪等方面都会发生变化。现在不妨测试一下,看一看,你的身体需要排毒吗?

1. 起床时间不固定,四肢乏力。

2. 经常大量脱发,而且发质干枯、分叉。

3. 肚腩又大又软,像游泳圈一样。

4. 腰膝酸软,尿频,注意力不集中,容易忘事。

5. 一上火就长痘痘,尤其是额头。

6. 经常外出应酬,"啤酒肚"日益明显。

7. 为了小事发脾气,总控制不住。

8. 便秘,经常两三天排便一次,有时候还会出血。

9. 失眠,即使睡着了也不踏实,多梦。

10. 上午就开始犯困,感觉特别累。

11. 口气比较重,刷牙也无济于事。

12. 消化不好,看见喜欢吃的东西也没有食欲。

13. 免疫力下降,流感一来就在劫难逃。

14. 肤色暗沉,没有光泽,摸起来有些粗糙,经常瘙痒。

15. 女性月经量少,或经期短、颜色暗、不准时。

测试结果:

● 符合 1~3 项:身体状态良好,稍微调整作息即可。

● 符合 4~6 项:身体状态稍差,需要注意细节,进行简单的排毒。

● 符合 6 项以上:身体已经不堪重负,需要严格规范日常生活习惯,全面排毒。

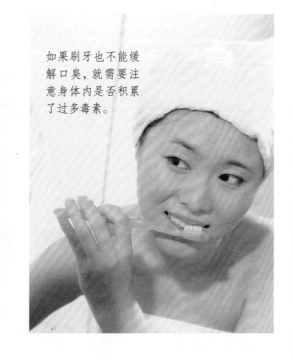

如果刷牙也不能缓解口臭,就需要注意身体内是否积累了过多毒素。

看脸就知道哪里"中毒"了

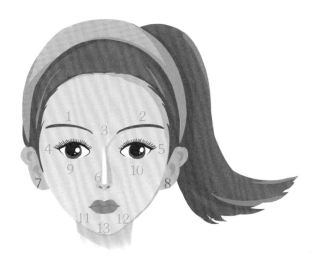

1区、2区

额头长痘、红肿时,要注意调整情绪,因为这可能是心出问题了。少吃垃圾食品、肥肉,多吃降心火的食物会让你的痘痘有所缓解。

3区

额头正中长痘、瘙痒,往往代表心、肝出现问题。喝酒、熬夜、压力大都会加重症状。要少吃油腻的食物,注意休息。

4区、5区

脸色灰暗、眼袋水肿、鱼尾纹加深等情况,表明肾脏负担过重,要多吃一些清淡的食物,并适当补肝,多吃黑芝麻、豆类及豆制品等。

6区

鼻尖、鼻翼长痘,代表心火旺盛。如果鼻子出血且色红,有可能是肺热所致,吃些清热的食物会好很多。

7区、8区

耳朵代表了肾的状况,耳郭呈红色或紫色说明循环不好。要少饮酒,多吃粗粮,多运动,促进身体循环。

9区、10区

脸颊发痒、红肿可能是呼吸系统出现问题了。平时多呼吸新鲜空气,吃些清咽利嗓、润肺生津的食物就能改善。

11区、12区

痘痘此起彼伏,出油多,这是激素水平异常在作怪,睡眠、水、蔬菜都不能少。女性月经期的时候,还要注意保暖,多喝热水,综合调理肝、胃、脾,让美丽依旧。

13区

下巴长痘、瘙痒,这是消化系统出现了问题。平时多吃一些养胃的食物,如小米、南瓜、山药等。

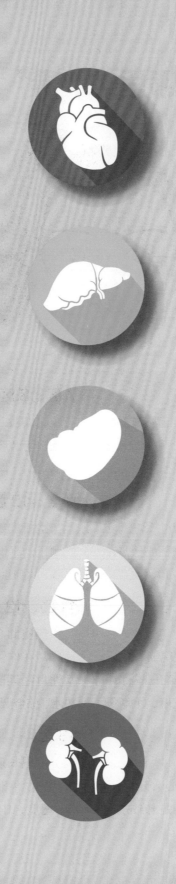

第二章

排心毒
——每个人都需要一颗强大的心

　　五脏之中，心属火，依靠阳气的和煦升腾，使身体各个部位得以滋养，蕴藏生机。心到底有多重要？举个最直白的例子——有心跳就证明人还活着。假如一个人活了 100 岁，那么，他的一生中大约有 40 亿次心跳。如果想延年益寿，那么就需要有一颗强大的心脏。

心好才能长命百岁

中医典籍中对心的论述有"心者,君主之官也,神明出焉"和"五脏六腑,心为之主"。意思是说,心好比一个国家的君主,决定国家前途、未来安危的所有决策,都是从这里发出的,正所谓"君主圣明则天下安,君主昏庸则天下乱"。

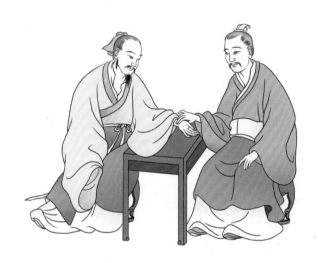

气血足了,人就有精神

中医讲心主血脉,实际上包括了心主血液和心主血脉两个方面。心既是血液循环的起点,又是终点,它日夜不停地搏动,将血液从心送至血脉中,循环往复,为人体供应氧气和营养物质,是整个血液循环的动力和中心,因此心的作用十分重要。

人的心主血脉功能,首先依靠的是心气的推动,只有心气强盛充沛,血液才有运行的动力,才能在血脉内正常地流通;其次它也依赖于血液本身的充盈和血脉的滑利通畅。所以,心气充沛、血液充盈、血脉通利,是维持心主血脉功能的三个前提条件。

中医通过"望、闻、问、切"诊疗疾病,其中切诊就是把脉,又称"脉诊"。若是心主血脉功能正常,则脉象和缓有力、速率不快不慢、节律均匀。如果心主血脉功能异常,诊脉时就常会出现过缓、过速,或结、代、促、涩等病脉。心主神明和心主血脉,这两者是相互联系、相互影响的。心主血脉,但它为心神所控,比如人的心率、血流的速度、血管的收缩和舒张,就经常受到情绪等因素的影响和干扰。反之,心神又必须依赖于心血的滋养。如果心血不足,神失所养,人就很容易出现精神恍惚、健忘、失眠多梦等不适症状。

心情好了，寿命就长久

现在的人们生活压力都比较大，遭遇挫折、打击、突发情况时，难免会心情抑郁、寝食难安。有的人恢复快，很快就能重振信心，重拾希望；有的人恢复慢，需要很长时间才能从阴影中走出来。人们经常说某个人"心大"，就是说这个人心里没负担，不爱计较。这样的人总是乐呵呵的，容易长命百岁。这是因为人的精神活动由心掌管。

很多人不理解，为什么中医要将心放到那么高的地位？其实这在《黄帝内经》中已经说得非常清楚了，"心者，神之舍也"。用现代的话说，神明就是生命运动中最高的表现形式，就是我们的精神、思维、意识、情绪、语言、表情等各种复杂的心理活动，以及身体的感觉、运动、定位、判断、反应等一系列神经功能。

中医认为，神明所居之地是心，神明从心出发，去控制和协调身体内脏腑、经络、气血、津液，以及生理、心理的各项活动。若心气平和、心血滋润、神明安宁，人的精神、思维、意识、神经活动就清晰正常，身体安泰健康；如果心气浮躁、血不养心、神明不安，人的精神、思维、意识、神经活动就会失调紊乱，甚至危及生命。

总的来说，心好才能气血足，精神倍儿棒；心好才能心情好，心情好了，那就是给自己配了一服"灵丹妙药"。

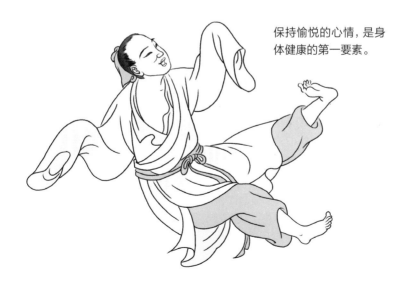

保持愉悦的心情，是身体健康的第一要素。

哪些症状表明你的心"中毒"了

心脏在人体中的重要性不言而喻，需要重点关注。在没有感受到心脏需要排毒，心脏没有明显的异样，没有去医院就诊之前，不妨先进行一番自我检测，从细节中看看你的心"中毒"多深。

舌头溃疡

人们一般称之为上火，舌头上会有或多或少、或大或小的溃疡，有些灼烧的痛感，有的还会感觉发痒，经常反复发作。

中医认为，心开窍于舌，舌和心脏的关系最为密切，所以当溃疡长在舌头上，通常认为是心脏有火，或是火毒。需要注意的是，有两种常见病与心火症状相似，嘴巴周围连成一串密密麻麻的小水泡是疱疹性口炎，而口角干裂是口腔溃疡的特殊症状。

舌苔发生变化

舌头表面的那层像苔一样的物质就叫作舌苔。如果体内出现问题，舌苔的厚薄就会发生变化。一般情况下，舌苔是薄白苔，薄而均匀地平铺在舌面，在舌面中部、根部稍厚。如果舌头是红的，舌苔不明显，那么就是心虚火。如果舌苔较厚，呈黄色，那么就是心实火，并经常伴有尿黄和大便干结的症状。

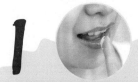

1 口疮之火，不独责之于心

平时忧思恼怒，嗜好烟酒咖啡，过食肥甘厚腻，均可致心脾积热、肺胃郁热、肝胆蕴热，发为口疮多为实证。肾阴不足，虚火上炎，发为口疮多为虚证；年老体弱，劳倦内伤，损伤脾胃，可致中焦枢纽失司，上下气机不通，上焦之阳不能下降，下焦之阴不能上行，心火独盛，循经上炎，也可发为口疮，此多为虚证。

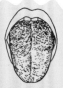

2 舌红且有人字形纹，清心肺，清胃燥

舌红色且有裂纹，大量喝水还是口渴，是为上焦燥热，具体表现为喝得多吃得少，大便如常小便清利。食疗调理方法是清心肺为主，清胃燥为辅。

《素问·至真要大论》说："诸痛痒疮，皆属于心。"

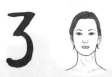

额头长痘，内外同调理

心火旺、额头易长痘，要注意身体内外的调理。不要食用辛辣、油腻等刺激性食物，也不要饮用浓茶、咖啡等刺激性饮料，要多吃蔬菜和水果。保持良好的生活习惯，不要熬夜，注意休息，保证充足的睡眠。每天适当地锻炼身体，加速血液循环以及新陈代谢，有助于将体内的毒素排出体外。

失眠多梦，火太盛

失眠多梦属于阴血不足，心失所养。表现为体质瘦弱、面色无华、心悸健忘。而失眠实证为火盛扰心，口干舌燥，多因心火亢盛或肝郁化火所致。

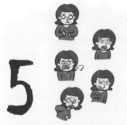

过度惊喜损伤心脏

过度惊喜可导致心神不安进而心悸、失眠、烦躁、神志恍惚，甚至精神失常，出现哭笑无常、言语不休、狂躁妄动等症状。

额头长痘

不是所有额头长痘的症状都代表心脏有问题。脾气不好、爱生气、凡事喜欢计较、争强好胜的人，额头容易长痘。夏天的时候，长痘的症状更明显。额头是心脏管辖的部位，心火旺盛成为火毒时，额头会出现很多痘痘。比如在考试季，学生们熬夜看书，过于劳心伤神，于是前额痘痘就长出来了。工作压力大的上班族也会经常在加班后出现痘痘纷纷冒出来的情况。

失眠、心悸

导致失眠的原因有很多，比如白天喝咖啡提神，晚上则睡不着；或者是作息时间不规律，导致入睡困难；还有些人心理压力比较大，喜欢在临睡前回想、反思。心动过速、过慢或跳得不整齐时均可引起心悸，即人们所说的心慌。

胸闷、刺痛

感觉自己喘不过气、呼吸急促、心里有一股气而无法抒发出来，或者是感觉胸口有石头压着，这些都是胸闷的表现，而刺痛会在胸闷的基础上严重一些。

有胸闷、刺痛症状的多数是女性，主要是由郁闷、心情不舒畅等不愉快的情绪引起的。女性往往情感细腻，遇到不顺心的事容易生闷气，因而感到胸闷、刺痛。

伤心的坏习惯

心是人体中的"君主之官"、五脏之首、神明所在、生命主宰，它是如此重要，却很容易受到损害。这些损害比较常见，多数时候人们都不会注意到。

过度劳累

引起过劳的原因常有两个方面：一是体力劳动负担过重、时间过长，或体育运动量过大，超出了体力所能承受和支持的限度，人体得不到应有的休息以恢复体力，以致积劳成疾；二是身体虚弱，或病后元气未复，而又用以强力，以至于难以支持而积劳成疾。同样是五脏养生，心神应该静养，肝气需要通畅，在日常生活中情绪可以宣泄释放，而心神则绝不能过于劳累。

过度受凉

心为阳脏，五行中属火，且主血脉。血液的运行与流通，无不依赖于心阳的温煦、心气的推动，所以中医认为，对心构成最大威胁的是六淫中的阴寒之邪。古书中记载，"寒主收引""天寒日阴，则人血凝泣"。各种寒冷的刺激会让机体血管产生不同程度的收缩与痉挛，引发人体组织缺血缺氧，还将大大增加体内儿茶酚胺类物质的分泌，导致血液黏稠度增高，形成血小板聚集和血栓。

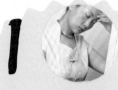

心劳成疾

过劳对机体的影响，主要是耗损机体之气。心劳就是过度耗伤心气血引起的。此特征反映了心劳的实质是有虚火，临床症状常见心神不宁、疲倦、口燥、咽干及口舌生疮、心悸、胸闷等。

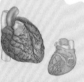

冷空气是"杀手"

人体遇到冷空气会反射性地引起冠状动脉收缩，致使心肌缺血，诱发心绞痛。如果心肌缺血持续时间长，则会导致急性心肌梗死。

《灵枢·口问》说："心者，五脏六腑之主也……故悲哀忧愁则心动，心动则五脏六腑皆摇。"

过度的精神刺激

《范进中举》的故事就是典型的精神受到过度刺激、身体吃不消的例子。范进得知自己中举的时候，往后一跤跌倒，牙关咬紧，不省人事，这是典型的喜极而疯的例子。

人的精神，在五脏中与心的关系最为密切。没有节制的喜悦、愤怒会给人带来强烈的刺激，如心率加快、血压升高、呼吸急促、汗液分泌，严重时甚至会出现休克、昏厥等异常状况。人的神志宜收、宜藏，在日常生活中要善于调整自己的情绪，避免情绪过度激动。

经常大汗淋漓

《素问·宣明五气》中说："五脏化液，心为汗。"李中梓在《医宗必读》中也指出"心之所藏，在内者为血，发于外者为汗，汗者心之液也"。人体出汗量如果过多，超过了津液和血液的生理代偿限度，就会耗伤津血。

运行和控摄汗液排泄的动力是人的阳气，大汗淋漓会造成气随汗脱，阳气外泄，导致气血两伤、心失所养、神明不安，出现头晕眼花、心悸气短、神疲乏力、失眠、尿少等症状。因此，大汗淋漓伤的是津血，泄的是阳气。

夏季本该是养护人体阳气的最佳季节，汗液过分外泄则会导致人体阳气过度耗损。特别是气虚体质的人，在三伏天里更容易出汗。

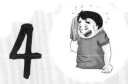

喜伤心

心主喜，肺主悲，脾主思，肝主怒，肾主恐。人的情绪紧紧地关系着五脏健康与否，如喜伤心，心伤则心跳神荡，精神涣散，思想不能集中，甚至精神失常等。七情过激虽可伤及五脏，但与心、肝的关系尤为密切。

"养生汗"利健康

长时间依赖空调对身体健康是没有好处的。该出汗时不出汗，会引起"热伤风"；但如果常常汗流浃背，也有损心气，使人体虚。适度微汗，汗出而不淋漓，才是更有利健康的"养生汗"。

排毒按摩法

十二经脉中，与心关系相当密切的就是手少阴心经，因此无论是该经所联系的内脏（心与小肠），还是它运行经过的部位，所发生的任何异常都可被称为心经之病。每天按摩手少阴心经几分钟，就能长久解决困扰人们的"心病"。

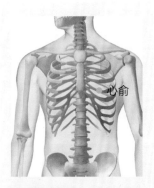

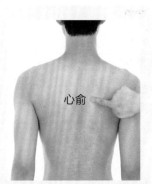

精准定穴： 在上背部，第5胸椎棘突下，后正中线旁开1.5寸。

按摩方法： 用食指指腹按压心俞穴，手法要轻柔。每次按摩2分钟。

一切与心有关的问题都能缓解——轻按心俞穴

在人体腰背部的足太阳膀胱经上，分布着一组非常特殊的穴位，中医称之为腧穴。它既是督脉之气通于足太阳经，并输注于内脏的部位，又是各个脏腑之气通达于体表的部位。输注于心者，称为心俞穴。

在经络中，腧穴的主要作用有两个方面：一是可以作为疾病诊断的依据，按压可发现内脏的疾病；二是可治疗对应的脏腑疾病，如《素问·长刺节论》中说的"迫脏刺背"，就是通过刺激背部的腧穴，治疗分布在胸前侧其所对应的内脏疾病。

中医里，心藏神志、主血脉，在液为汗，在体合脉，其华在面，开于舌，所以凡是人体出现失眠、健忘、烦躁、言语困难等精神情绪方面的异常，胸闷、心悸、心律不齐、心绞痛等心血管功能的紊乱，以及多汗、自汗、盗汗、面色苍白、皮肤缺少光泽等问题，都与心有关，皆可取心俞穴进行治疗。具体操作时，可用拇指或食指的指腹，在心俞穴处轻轻揉按数分钟，但因心为人的"君主之官"，藏神主志，故此处不宜采用过重手法强力刺激。

解决心理问题的妙招——常揉少海穴

少海穴在五行中属水,心在五行中属火,根据五行相生相克的原理,火由水克,所以凡是心火旺、反侮水之症,都可通过刺激少海穴,去心火、补肾水,来加以缓解和治疗。

此外,现代人的发病模式,正在由自然单一因素向社会心理综合因素转换,各式各样的人格偏差、行为异常、精神障碍、身心疾病不断涌现,这些从中医角度而言,有不少都与人的私欲膨胀、心火旺盛有关。此时也可按摩少海穴,清火泄欲,以保护人的心理健康。

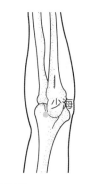

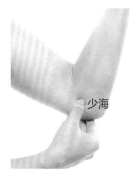

精准定穴: 在肘前部,横平肘横纹,肱骨内上髁前缘。

按摩方法: 每天早晚用拇指指腹按压少海穴,每次1~3分钟。

心火旺,口臭口苦怎么办——按压劳宫穴

心包既是心的保护组织,代其受邪,不让心受到外邪的直接攻击,同时,心包又是心气、心血向外的运输通道,故两者关系十分紧密,功能有所重叠。

平时,可经常将两手相互交叉,反复摩搓手的掌心处,因为这里隐藏着一个非常重要的保心之穴——劳宫穴。

劳宫穴的诊治范围有心火亢盛引起的口臭、口苦、口干舌燥;心神不安导致的精神情绪异常;心脉痹阻造成的心悸、胸闷、疼痛。

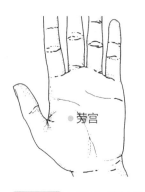

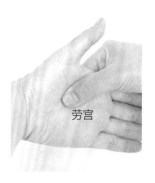

精准定穴: 在掌区,横平第3掌指关节近端,第2、第3掌骨之间偏于第3掌骨。

按摩方法: 用拇指指腹揉按劳宫穴,每次1~3分钟。

排心毒食疗方

　　若要排心毒、清心火，首先必须分清虚实、知其根源。如果高热、头痛、目赤、渴喜冷饮、烦躁、大便秘结、小便黄、舌红苔黄、鼻出血等，则为实火，清心时要平抑肝木、清泻小肠，多吃"苦"；如果咽喉干痛、颧红升火、心烦少寐，则为虚火，清心时要滋养肾水，减少汗液不必要的流失、保护好体内的津液，以润心阴、心血。

苦是心毒的天敌

　　心火旺盛不仅造成情绪急躁、失眠，还容易引起其他疾病，所以首先要清心火。但是，相对于吃药泻火而言，清心火最安全的方法是食疗，不仅有益身体健康，而且能防病。

　　中医所讲的"苦寒"食物多是苦味食物，但苦味食物并不都是味道发苦的，苦味食物主要以蔬菜和野菜居多，如苦瓜、莴笋、丝瓜、苦菜、芹菜、苔菜等。多吃一些苦味食物，对实火患者确实能起到清凉败火的作用。但过多地使用苦寒之药也有坏处，一是会伤害人的胃气，二是会损耗体内的津液，特别是对虚火患者，更是毫无益处。而且根据中医"春夏养阳"的原则，夏季饮食宜温，过于寒凉，则会助湿生痰，困脾伤阳。故清泻心火时，应根据环境气候特点，以及个人身体情况，注意阴阳的平衡。

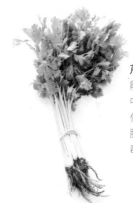

芹菜: 富含膳食纤维的芹菜能促进肠道蠕动，同时芹菜中还含有促进脂肪分解的化学物质，帮助减少脂肪和胆固醇的吸收，从而达到排毒的效果。

丝瓜: 中医认为，丝瓜具有清热解毒的作用，丝瓜中含有皂苷类物质，有强效的强心作用，能够增强心肌的功能。

苦瓜: 中医认为，苦瓜有解毒排毒、养颜美容的功效，中医典籍中说苦瓜"除邪热，解劳乏，清心明目"。

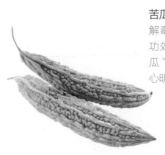

莴笋: 莴笋味道清新且略带苦味，可刺激消化酶分泌，排毒去火，功效显著。

红色食物让你的心越来越年轻

中医认为，红为火、为阳，与心相通，故红色食物进入人体后，可入心、入血。尤其是偏于心气不足、心阳虚弱者，经常食用一些红色食物十分有益。而且，很多红色食物具有极强的抗氧化性，起到抗衰老的作用，还能为人体提供蛋白质、矿物质、维生素，增强心脏和气血功能。

但要注意，动物中的红色食物却不宜过多食用，因为像牛肉、羊肉、猪肉等红肉类食物，具有脂肪多、能量高的特点，长期过多食用容易导致体内血管硬化，血压增高，血脂和血液黏稠度异常，最终危及心脏的健康。如果想既吃荤又养心，那就荤素搭配，少荤多素，均衡的营养才是健康的最大基石。

常见的红色食物如红枣、红小豆、桂圆等，炖汤、煮粥的时候都可以放一些，十分滋补。饮品类的红色食物主要有红茶和红葡萄酒。

红茶在经过充分的发酵、干燥等加工工序之后，茶多酚成分大大减少，而茶黄素的含量却增加了，茶黄素具有调节血脂、预防心血管疾病的功效。每天喝一小杯红葡萄酒对心脏有益，这也正是法国人心血管疾病发病率比其他国家低得多的原因。

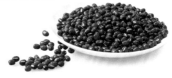

红豆： 红豆本身就有着很好的祛湿作用，能使小肠通畅，利小便，去肿胀，祛除人体滞留的水液，从而消肿排毒。

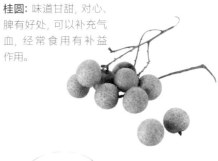

桂圆： 味道甘甜，对心、脾有好处，可以补充气血，经常食用有补益作用。

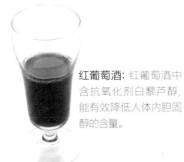

红葡萄酒： 红葡萄酒中含抗氧化剂白藜芦醇，能有效降低人体内胆固醇的含量。

红枣： 补养的佳品，平时多吃红枣可以提升人体的元气。

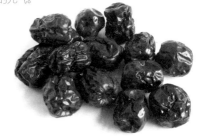

苦瓜煎蛋

原料:

苦瓜150克,鸡蛋2个,香菜、蒜、盐各适量。

做法:

1. 蒜切碎,剁成蒜蓉;苦瓜洗净,切成薄片,用盐水焯一下,捞出沥干。

2. 鸡蛋加盐打散,放入苦瓜片,搅拌均匀。

3. 油锅烧热,倒入苦瓜蛋液,小火煎至两面金黄。

4. 关火,用铲切成小块,撒上香菜、蒜蓉。

功效分析:

中医认为,苦瓜煎蛋可以消暑热,对常见的上火症状如长痘、嘴起泡、口腔溃疡等有很好的食疗作用,能帮助身体有效排毒。

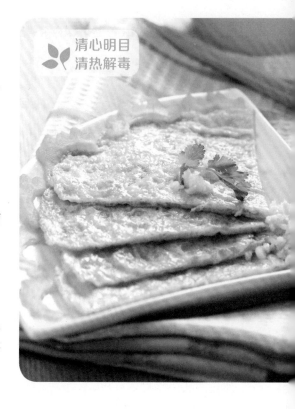

清心明目
清热解毒

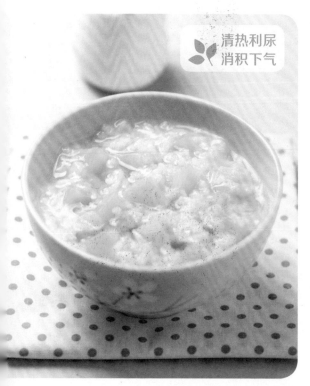

清热利尿
消积下气

粳米莴笋粥

原料:

莴笋30克,粳米50克,盐适量。

做法:

1. 莴笋去皮、洗净,切小块;粳米淘洗干净。

2. 将莴笋块、粳米放入锅中,加适量水熬煮。

3. 煮至米烂汁黏时,加盐,稍煮即可。

功效分析:

经常心悸、失眠的人要多吃莴笋,因为莴笋富含钾,常吃能减少心房的压力,消除紧张情绪,有助于睡眠。口味偏淡的人可以清炒莴笋,但最好不要直接凉拌,以免因莴笋性寒而伤胃。

芹菜菠萝汁

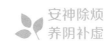
安神除烦
养阴补虚

原料：

芹菜 1/2 根，菠萝 1/4 个，盐适量。

做法：

1. 芹菜择洗干净，切成小段。

2. 菠萝去皮，果肉切成小块，用盐水浸泡一下。

3. 将处理好的芹菜段和菠萝块倒入榨汁机中，加适量水榨汁即可。

功效分析：

芹菜味甘、辛，能够清热解毒、镇静降压，对于经常失眠的人来说，是非常好的安眠食物。日常饮食中，可以以凉拌、大火快炒为主，减少营养成分的流失。

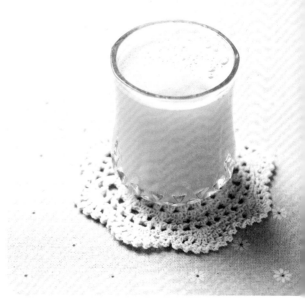

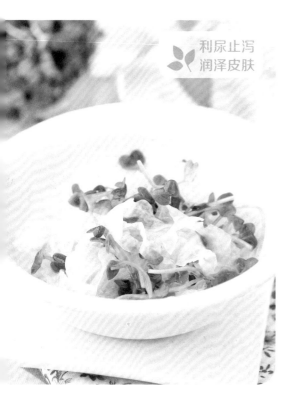
利尿止泻
润泽皮肤

银耳豌豆苗

原料：

银耳 50 克，豌豆苗 100 克，料酒、淀粉、盐各适量。

做法：

1. 银耳用温水泡发，洗净，放入开水中焯烫后，捞出；豌豆苗择洗干净，也用开水焯烫后，捞出。

2. 锅中加水，放入料酒、盐、银耳，煮3分钟。

3. 用淀粉勾芡，翻炒后装盘，撒上豌豆苗。

功效分析：

常吃豌豆能降低体内甘油三酯的含量，降低心脏病的发病率。而豌豆苗口感更好，营养价值更高，很适合小孩和女性食用。

冬瓜海带薏米汤

原料：

冬瓜200克，海带50克，薏米30克，盐适量。

做法：

1. 海带洗净，切丝；薏米淘洗干净。

2. 冬瓜洗净，去皮，切成薄片。

3. 将薏米、海带丝、冬瓜片一同放入炖锅内，加适量水煮沸。

4. 小火炖半小时左右，加盐调味即可。

功效分析：

冬瓜利水消肿、清热解暑。这款汤羹既能健脾利水，又能瘦身美容。

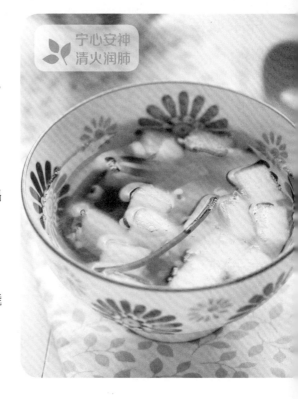

宁心安神
清火润肺

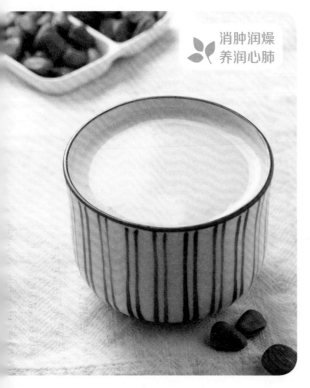

消肿润燥
养润心肺

杏仁豆浆

原料：

黄豆50克，杏仁10克，松仁5克，冰糖适量。

做法：

1. 黄豆浸泡10小时，捞出洗净。

2. 将黄豆、杏仁、松仁一同放入豆浆机中，加水启动。

3. 榨好后滤出，加适量冰糖搅拌即可。

功效分析：

杏仁中的苦杏仁苷可避免心脏病发作，有助于保持正常的血压水平。此外，杏仁富含维生素E，可净化血液，延缓衰老，是女性的保养佳品。

白萝卜莲藕汁

原料：

莲藕、白萝卜各 100 克，蜂蜜适量。

做法：

1. 白萝卜、莲藕洗净，切块，分别放入榨汁机中榨汁。

2. 将白萝卜汁与莲藕汁混合，加蜂蜜搅拌均匀即可。

功效分析：

莲藕性寒，具有清热除烦、凉血止血、散血散瘀的功效，因此适合鼻出血、瘀血、吐血、便血的人食用。

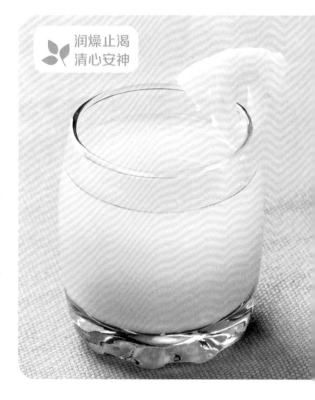

润燥止渴
清心安神

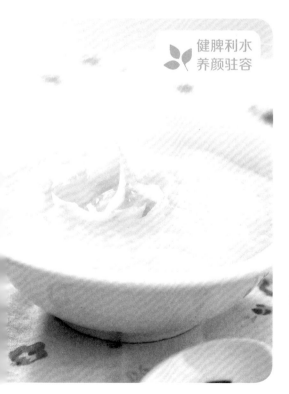

健脾利水
养颜驻容

百合粥

原料：

鲜百合 30 克，粳米 50 克，冰糖适量。

做法：

1. 鲜百合掰瓣，洗净；粳米淘洗干净。

2. 将粳米放入锅内，加适量水，大火烧开。

3. 转小火继续煮，快熟时放入鲜百合、冰糖，煮至黏稠即可。

功效分析：

心理压力大、失眠、心悸都是有心毒的表现，这时候多吃一些百合，能去火除燥，使人心情舒畅，远离焦躁、忧虑的负面情绪。

甜椒炒牛肉

原料：

甜椒 200 克，牛里脊肉 100 克，鸡蛋、料酒、淀粉、生姜、酱油、高汤、甜面酱、盐适量。

做法：

1. 鸡蛋打碎取蛋清；牛里脊肉洗净，切丝，加盐、蛋清、料酒、淀粉搅拌均匀。

2. 甜椒、生姜分别洗净、切丝；将酱油、高汤、淀粉调成芡汁。

3. 甜椒丝炒至八分熟，备用；牛肉丝炒散，放入甜面酱、甜椒丝、姜丝炒香，用调好的芡汁勾芡，翻炒均匀即可。

功效分析：

牛肉具有益气补血、健脾养胃的功效，适合贫血、血虚、身体虚弱的人食用。

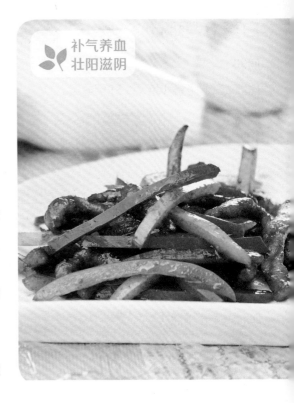

补气养血
壮阳滋阴

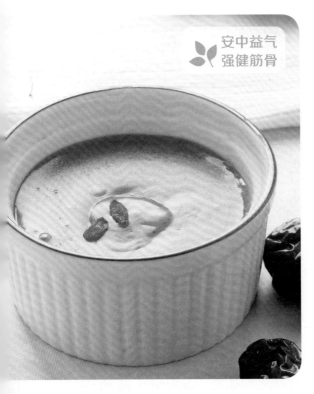

安中益气
强健筋骨

枸杞粳米糊

原料：

粳米 60 克，红枣、枸杞、生姜各适量。

做法：

1. 粳米淘洗干净，用水浸泡 2 小时。

2. 枸杞洗净，用温水浸泡。

3. 红枣洗净，去核；生姜切块。

4. 将所有材料放入豆浆机中，加水打成米糊，盛出点缀几粒枸杞即可。

功效分析：

枸杞能够安神补虚，对于更年期女性来说，是排心毒、补气血的优质食物。胃寒的人可以多放一些生姜，暖胃。

银耳樱桃粥

原料：

银耳 50 克，樱桃 30 克，粳米 80 克，桂花糖、冰糖各适量。

做法：

1. 银耳泡发，去蒂洗净；樱桃洗净。

2. 粳米淘洗干净，浸泡 30 分钟。

3. 粳米加水煮沸，放入冰糖，转小火熬煮成粥，放入银耳、樱桃、桂花糖，略煮片刻后搅拌均匀即可。

功效分析：

银耳能益气和血，樱桃能养颜补血。二者搭配，能滋阴养颜，排出体内的垃圾，是一款专为女性打造的调养佳品。

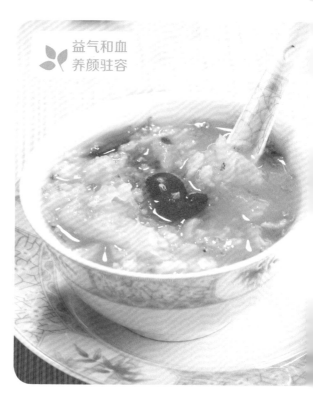

益气和血
养颜驻容

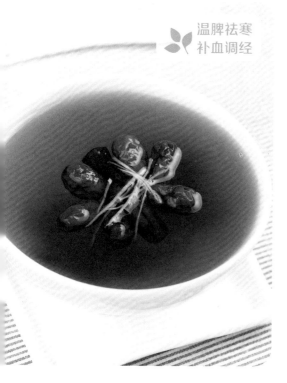

温脾祛寒
补血调经

姜枣红糖茶

原料：

生姜 10 克，红枣 10 颗，红糖 20 克。

做法：

1. 红枣洗净，去核；生姜切细丝。

2. 将红枣、生姜丝、红糖放入锅中，加适量水熬煮。

3. 煎汤取汁，每日饮用 2 次即可。

功效分析：

这款养生食疗方不仅能补中益气、预防感冒、抵御流感病毒，还能改善女性小腹冷痛、气血虚弱等症状。唇红、口干、五心烦热，属阴虚火旺体质者忌用。

西红柿蒸蛋

原料：

西红柿、鸡蛋各 1 个，盐适量。

做法：

1. 西红柿洗净，去皮，切成小丁，放入油锅中，大火快炒片刻。

2. 鸡蛋加盐打散，加适量水，小火蒸煮。

3. 鸡蛋蒸至七成熟时，放入西红柿丁，继续蒸熟即可。

功效分析：

西红柿中的维生素 C 和维生素 P 可抗衰老、保护血管，经常食用有助于祛斑、延缓衰老、保护皮肤、帮助消化，有润肠通便、排出毒素的功效。

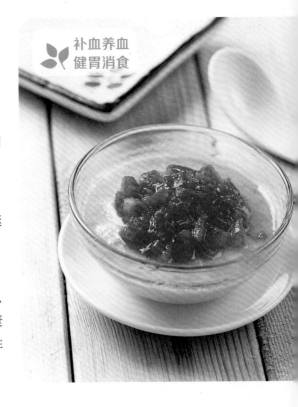

补血养血
健胃消食

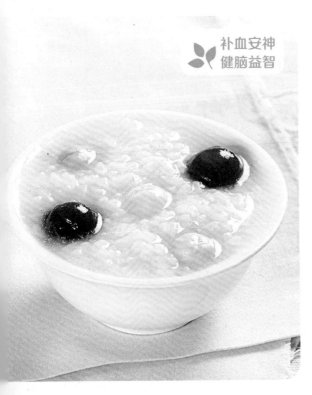

补血安神
健脑益智

桂圆莲子粥

原料：

粳米 80 克，桂圆肉 10 克，莲子 10 颗，冰糖适量。

做法：

1. 莲子洗净，浸泡 2 小时；桂圆肉用温水浸泡 5 分钟后，冲去杂质；粳米洗净。

2. 将莲子、桂圆肉、粳米倒入煲内，加适量水煮开，放入冰糖，转中小火继续炖煮 90 分钟即可。

功效分析：

桂圆具有益心脾、补气血、安心神的功效，对心悸、神经衰弱有很好的辅助治疗作用。

红枣粥

原料：

粳米 30 克，红枣 6 颗。

做法：

1. 粳米淘洗干净；红枣洗净。

2. 将粳米和红枣放入锅中，加适量水。

3. 大火煮开后，转小火熬煮成粥即可。

功效分析：

红枣能补养身体，滋润气血。平时多吃红枣，能提升身体的元气，抵御外邪等毒素侵袭，增强身体免疫力。贫血的女性每天在米饭或汤粥里放两三颗红枣食用，症状就能得到改善。

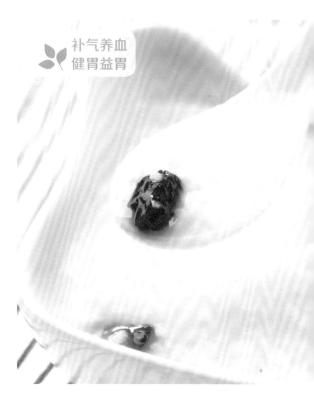

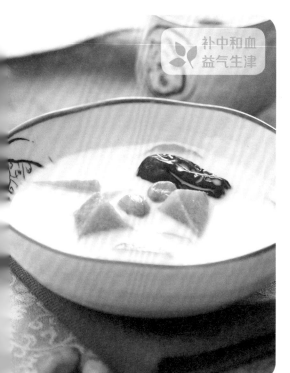

花生红薯汤

原料：

红薯 1 个，鲜牛奶 1 杯，花生、红枣适量。

做法：

1. 花生、红枣洗净，浸泡30分钟；红薯洗净，去皮，切块。

2. 锅中放入花生、红薯块、红枣，加适量水。

3. 小火煮至红薯变软，关火。

4. 盛出煮好的汤，倒入鲜牛奶即可。

功效分析：

常吃红薯能帮助降低胆固醇，防止体内毒素沉积，预防动脉粥样硬化，从而降低心脑血管疾病的发病率。

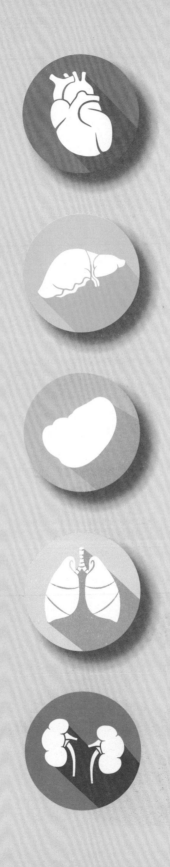

第三章

排肝毒
——保养最重要的排毒器官

五脏之中，肝属木，就像自然界中的植物，喜欢无拘无束、随意地生长。养肝就要保持柔和、舒畅的心情，维持其正常的疏泄功能。但是现代人很难做到，因为现实生活中压力比较大，很多人又忙于应酬，酗酒、熬夜、大鱼大肉都会让肝不堪重负。

肝是人体的健康卫士

《黄帝内经·素问·灵兰秘典论》中说："肝者，将军之官，谋虑出焉。"这里把人的肝比喻成一个有勇有谋的将军，用现代人的话说就是人体的健康卫士。

现在很多人都是肝有毛病，工作压力大、熬夜，还容易闹情绪，不管是当时发火了还是憋在心里，这个火都坐实了，时间一长，很多毛病就出来了。比如，月经紊乱，提前或者延后几天；有的时候觉得头晕、发昏；有的时候觉得口干，还不愿意喝水。而且，很多人总是等到毛病坐实了才去看病，平时都不注意一些小症状。

肝主疏泄

肝有一个重要的功能，就是主疏泄。疏，即疏通、舒畅；而泄，就是发散、宣泄。中医中的肝主升、主动、主散，就如同一个将军在外巡游四方、固守边疆；对内疏泄气机，助脾之升、胃之降，运化水谷精微。

《黄帝内经》根据不同年龄段人的生理和心理状况，提出了肝"在志为怒"的观点。养生保健就是要遵循人体的发展规律，在什么样的年龄段做什么样的事。

"人生十岁，五脏始定，血气已通，其气在下，故好走。二十岁，血气始盛，肌肉方长，故好趋。三十岁，五脏大定，肌肉坚固，血脉盛满，故好步。四十岁，五脏六腑，十二经脉，皆大盛以平定，腠理始疏，荣华颓落，发颇斑白，平盛不摇，故好坐。五十岁，肝气始衰，肝叶始薄，胆汁始减，目始不明。六十岁，心气始衰，善忧悲，血气懈惰，故好卧。七十岁，脾气虚，皮肤枯。八十岁，肺气衰，魄离，故言善误。九十岁，肾气焦，四脏经脉空虚。百岁，五脏皆虚，神气皆去，形骸独居而终矣。"

一个人长到 10 岁的时候，五脏功能就基本完善了，体内气血流通，因主要集中在人体下部，所以喜欢走或跑；20 岁时气血变得旺盛，肌肉逐渐发达，这个年岁的人喜欢快走；30 岁时五脏发育完全，肌肉结实，气血充盛，走路都迈着方步，不紧不慢；40 岁时脏腑都开始衰退，皮肉开始松弛，头发开始脱落，两鬓斑白，这时人不再喜欢走动，而是乐意坐下来；50 岁时肝气开始衰弱，胆汁减少，视力就不好了；60 岁时心气衰弱，气血运行迟缓，常会产生悲观的情绪，体力不济，喜欢躺着；70 岁时脾气虚损，皮肤干燥没有光泽；80 岁时肺气衰弱，精神不济，说话常常出错；90 岁时肾气衰竭，其他四脏也因为失去了肾脏的滋养而日渐空虚；100 岁时，五脏都虚损了，精神和气血也都耗竭，只剩下形体了，这个时候，大部分人已寿终正寝了。

古籍中的观点，已与人们现今的生活情况有差异，如今很多人都能更长寿，但对于五脏的保养，不可忽视。

月经不调总与肝有关

很多女性的情绪特别容易波动，爱生气，还易疲劳，尤其是月经期前后。这是因为女性"以血为主""以肝为本"，当月经即将来临时，以及月经期间，肝中阴血多汇聚于子宫，阴血潜行于下，阳气浮越于上，这就容易导致肝气横逆，所以易生气、易发怒。这里就涉及肝的另外一个主要功能——主藏血。

如果肝的藏血功能受到损害，人体就容易感受到疲劳。人的脏腑、经络、肢体，皆为血所养。肝血不足时，流向全身的血液就会明显减少，从而影响氧气和营养物质的输送，人就容易因缺氧和营养不良而产生疲倦。

适当发火，少生闷气

在生活中保持肝气的柔顺、平和与宁静，对于健康是非常重要的。如果总是大发雷霆，会使肝升发太过，容易发生呕血、昏厥、脑血管出血等危险症状。《三国演义》中提到周瑜大怒之下箭伤迸裂，倒地而亡，就是"大怒伤肝"的典型案例。如果总是心情压抑、情志不悦，容易导致肝气郁积、气机阻滞。正因为如此，《红楼梦》里的林黛玉才会在那么年轻的时候就香消玉殒了。

所谓将军怒发而冲冠，才足以显示其勇猛无畏之气。这个"怒"绝非病态，而是肝本色的自然显露。同样的道理，肝气该升发时不升不发，该收降时不收不降，那只能说明此时肝的疏泄功能发生了异常。

发火之前要先想想原因和结果，没想清楚就默数 100 个数，时间一过，情绪就会稳定很多。如果总是闷闷不乐的，不妨适当发发火。平时和亲友说说有趣的事情，对控制情绪也是很有效的。

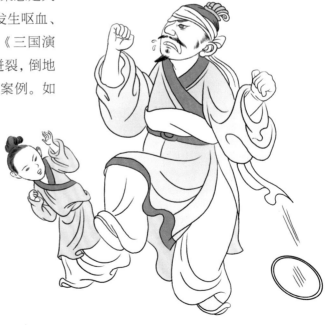

哪些症状表明你的肝"中毒"了

肝是人体内重要的排毒器官，当肝中毒的时候，一定要引起重视。如果毒素不能顺利地从肝脏排出，身体的很多反应都会给予提示。

女性乳腺增生

人吃五谷杂粮，还要受到外来的一些侵扰，如药物等，日积月累，体内就会积攒一些毒素。肝脏是人体内的解毒器官，负责清理毒素，保证身体的健康。一旦毒素过多，肝脏不堪重负，就会让部分毒素残留在肝脏内，成为肝毒。

肝毒对人体健康的损害非常大，对女性而言，就容易产生乳腺增生，破坏乳房细胞，所以中医治疗乳腺增生多以疏肝养肝等法为主。

眼睛不适

中医认为，眼睛干涩多为肝血不足、肝肾阴虚所致，当养肝益肾。肝开窍于目，当眼睛出现问题的时候，如眼干、刺痛、见风流泪等，都和肝有关。眼睛有红血丝的时候，可能是睡眠不足或者上火引起的；眼睛肿痛，还伴有头晕、头痛，可能是肝火内热引起的。

肝有毒，乳腺遭殃

中医认为，女性以血为本，以肝为主，肝藏血，主疏泄。所以，当女性生气的时候，肝郁气滞，进而血瘀，导致乳房产生刺痛的感觉。肝经有一条经脉经过乳房，所以乳房易出现胀痛、硬结的现象。

过度用眼会消耗肝血

视疲劳是指由于持续近距离视物之后出现的视蒙、眼胀、眼部干涩、灼痛、眼及眼眶酸痛等症状以及头痛、恶心、乏力等周身不适。

《黄帝内经·素问》说："久视伤血，久卧伤气，久坐伤肉，久立伤骨，久行伤筋，是谓五劳所伤。"

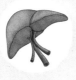

3

肝脏主情志

肝是跟"气"联系得最紧密的,大家常说"气得我肝疼",这就是情志导致肝气不舒的结果。

4

预防肝气郁结

指甲上出现的棱线可能是肝气郁结的征兆。通常女性的精神敏感而脆弱,极易导致肝气郁结。预防肝气郁结要做到"暖、乐、闲",即保暖、心情快乐、注意休息时间。

5

出现肝掌,及时检查肝

人体会产生雌激素,它们随着血液游走全身,发挥功能后进入肝脏完成分解和灭活。当肝出现异常,大量雌激素在体内堆积,刺激毛细血管充血、扩张,肝掌就此形成。

情绪容易抑郁、暴躁

肝脏主情志,肝脏是人体内调控情绪的器官。所以当肝脏出现问题,有毒素积聚的时候,就会阻塞气机的运行,人就会更加容易产生抑郁、低落、暴躁等不良的情绪。

人觉得郁闷的时候,心情不舒畅,气就会凝结,身体的营养和各种气郁在哪儿,哪儿就会出现胀痛等情况。

想要养肝,首先还是要调节自己的情绪。多吃燕麦、牛奶、香蕉、鱼类等食物,可以改善情绪。

指甲上有竖纹

如果指甲表面不够光滑,出现一条条的竖纹,这可能代表最近休息不够。当人操劳过度、用脑过度、睡眠不足的时候,这些竖纹会很清楚地显现出来。如果竖纹一直存在,则可能是体内缺乏维生素 A。这时候,就要及时调整自己的作息时间,早些入睡;吃一些护肝养肝的食物,如猪肝、鸡肝、花菜、胡萝卜等。

手掌充血

患了慢性肝炎特别是肝硬化后,在大拇指和小指根部的大小鱼际处,皮肤出现片状充血,或是红色斑点、斑块,用力加压后会变成苍白色。这种手掌被称为肝掌,需要结合患者的饮酒史、代谢病史诊断,并进行身体检查、肝功能检查、B 超、肝脏CT 扫描检查等确诊肝是否出了问题。

伤肝的坏习惯

现代人的生活节奏较快，很多人时常餐不定时、食不均衡、暴饮暴食，使得脾胃虚弱、运化失职；再加上受精神紧张、情绪波动、失眠熬夜等因素的影响，会出现肝郁化火、肝气横逆。

用眼过度

人们的生活工作、娱乐消遣，越来越离不开手机、电脑和电视，长期盯着显示屏，看上去受伤的是眼睛，其实最终伤害的却是肝。眼睛若过度疲劳，就会大量消耗肝血。

中医认为，无论是保护视力还是养眼明目，首先就得补益肝血。倘若体内肝血不足、津液虚亏，或者肝气升发无力，阴血不能上达于头目，眼睛得不到很好的营养和滋润，就会出现头晕目眩、眼睛昏花、干涩、视物不清。

饮酒过量

很多人总觉得自己能喝酒、没醉就行，却不知道已经伤了肝。其实，肝可以解毒，但肝不仅仅是为了解毒而存在的。促进脾胃的运化、胆汁的分泌，保证代谢产物的排泄畅通等活动，这些都需要肝来完成。酒里的乙醇进入人体后，对肝细胞的损害极大，不仅会干扰肝的正常代谢，甚至会引发酒精性肝炎及肝硬化。而且，中医认为，肝经围绕人的生殖器循行而过，所以大量饮酒，还会影响人的性功能和生殖功能。因此，为了自己的身体健康和下一代的优生优育，还是少喝酒为好。

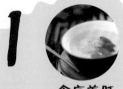

1

食疗养肝

经常用眼的人群要注意护肝养血，可以运用食疗和药疗相结合的方法。在日常饮食中，适当吃些猪肝、鸡肝等动物肝脏，同时补充牛肉、鲫鱼、菠菜、荠菜等富含维生素的食物；在中药里，当归、白芍等可以补血，菊花、枸杞则有明目之功效。

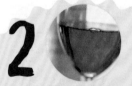

2

饮酒莫贪杯

男性每天的饮酒量应当小于 40 克（酒精），这是人体饮酒的基本安全量。医学上限定的饮酒安全量，是根据人体对酒精的代谢能力确定的。经过详细测定，正常成年人每天能代谢的酒精量最多不超过 150 克。

《素问·五脏生成》说："故人卧血归于肝，肝受血而能视，足受血而能步，掌受血而能握，指受血而能摄。"

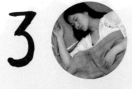

睡眠好，养肝血

凌晨1点到3点，此时肝胆经气血最旺，是养肝血的最佳时间，也是肝脏开始排毒的时间，但是，肝脏排毒需在熟睡中进行。有研究表明，直立体位时肝脏血流量减少40%，运动时肝脏血流量减少80%~85%，平卧体位时肝脏供血较丰富。

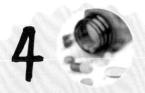

是药三分毒

两种甚至多种药物同时作用，肝脏难以抵挡"双重打击"。很多药物本身对肝脏的损害并不太明显，但如果和其他药物同时使用，对肝脏的影响可能变大，损伤的概率自然更大。

经常熬夜

中医认为，睡眠是人体恢复阴阳平衡非常重要的调节手段，是生命在运动代谢过程中最好的节能方法。

自然界中，"阴主静、静生阴，阴气盛则寐，阳主动、动升阳，阳气盛则寤"；所以当人休息睡眠时，阴血回归于肝，静卧其中以滋润肝气，此时人就会阴平阳秘，宁静安详。相反，经常熬夜、缺少睡眠，阴血则散布于外，血不藏肝，肝中的阳气就会躁动不安，从而引发肝火上炎、肝阳上亢、肝风内扰等各种病症。

过度服药

众所周知，肝脏具有强大的解毒功能，同时肝脏的新陈代谢也是最旺盛的。正是因为肝脏的代谢有解毒、清毒、降毒、减毒的功效，被人们吃进、喝进、吸进肚子里的食品添加剂、酒精、药物、烟尘等有害物质才不至于严重威胁人们的身体健康。但如果人们总是过度服药，总有一天肝会"吃不消"的。

事实上，中药讲究辨证论治，配伍减毒，以减小对肝脏的影响，但有些药材也会伤害肝脏，所以，服用中药或中成药，一定要找专业中医咨询，不可擅自轻信民间偏方，乱服中草药。

防病吃保健药，没病吃补药，减肥要吃药，美容还要吃药。然而"是药三分毒"，哪怕是对症药物，也要先通过肝脏进行代谢、解毒。如果服药过多，肝脏非常疲劳，由此导致的肝功能减退也就是必然结果了。所以，没病就少吃药。

排毒按摩法

　　不管是实证的肝气阻滞、肝火灼盛、肝阳上亢，还是虚证的肝血不足、肝肾阴虚，人们都可以根据各自不同的情况进行调理。

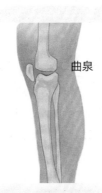

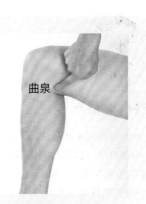

精准定穴： 在膝部，腘横纹内侧端，半腱肌肌腱内缘凹陷中。

按摩方法： 常用手指按揉双腿曲泉穴，能疏肝解郁，有效防治乳腺增生。

眼睛干涩——按揉曲泉穴

　　经络中，曲泉穴为肝经的合穴，五行中属水，因木由水生，肾水为母，肝木为子，故曲泉穴又被称为"母穴"，有隐含肾水涵养肝木之意。

　　如果仔细探究就会发现，中医经络学中许多穴位的名称都含有深意。如"曲泉"穴，其"曲"是指该穴位于屈膝时，膝关节内侧面横纹端的凹陷处；而"泉"指的就是水，形容此处就像一个源源不断的泉眼。

　　根据中医"虚则补其母、实则泻其子"的治疗原则，如果肝属虚证，则应以滋养肾水为主，此时除了可选涌泉穴、太溪穴、复溜穴等肾经之穴外，肝经之中最为合适的就是曲泉穴。

　　当身体出现头晕目眩、视力模糊、心悸耳鸣、失眠多梦、腰膝酸软、手指麻木、经量稀少、下肢痿痹等肝血不足之象时；或者一段时间以来经常熬夜，用眼过度，肝血受损者，即可轻轻按揉曲泉穴。

　　按揉时，可用手指在膝部内侧，从下向上，在左右两穴各按揉数分钟，补肾水而养肝血。从中我们也可以发现，曲泉穴虽与太冲穴、行间穴同为肝经之穴，但曲泉穴侧重于补，而太冲穴、行间穴侧重于泻。

改善情绪，远离妇科病——按揉行间穴

中医认为，肝经分布于两肋，乳头属肝。由于女性比较多愁善感，情绪易波动，爱生气，这很容易造成肝气郁结、血行不畅，出现胸部闷胀、乳房疼痛、月经不调等不适症状。

尤其是在月经来临前，肝气失于滋润，而上窜于乳房，乳房疼痛症状更为明显。当出现上述症状时，可按摩位于足背第一趾与第二趾之间，趾蹼缘的后方赤白肉际处的行间穴。行间穴为肝经的"荥"穴，以疏肝解郁、清肝泻火见长。故女性经常按揉此穴，可有助于调理气血、疏经通络、缓解疼痛。

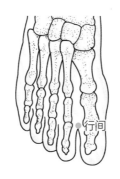
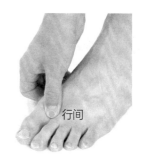

精准定穴： 在足背，第1、第2趾间，趾蹼缘后方赤白肉际处。

按摩方法： 一边用拇指指腹强压行间穴，一边吐气，有轻微疼痛感，重复按压3分钟，可缓解头痛、耳鸣耳聋、失眠。

人体自带的"出气筒"——按压太冲穴

每个人都会有生气发怒、表达不满的时候，此种情况一旦发生，就应让怒气有所发泄、有所排解。从中医经络学角度讲，这时候若能按压一下自己的太冲穴，会有意想不到的效果。

无论是肝火、肝阳、肝气、肝风，只要是肝经之病，皆可取其泻之、平之、消之。中医认为，人之所以会烦躁暴怒、情绪失常，就是因为肝气不畅所致。所以按压此穴，可助人疏泄不平、消除怒气、缓和心情，因此有人将太冲穴称为人体的"消气穴""出气筒"。

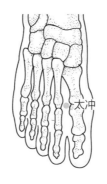
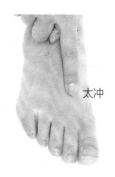

精准定穴： 在足背，第1与第2跖骨间，跖骨底结合部前方凹陷中。

按摩方法： 用食指指腹按揉太冲穴，对"除焦虑"很有效。每天按摩3分钟。

排肝毒食疗方

　　养肝最重要的是调节情绪，这一点不必多说。在饮食上，根据中医的说法，可以吃一些清肝、补肝的食物进行调理，适当减轻肝的负担。

寒性食物泻火，酸甘食物生津

　　现代人最常用的泻肝火食疗方以寒性食物为主，同时还能清泄心火。

　　临床上常见的头痛口苦、眼屎增多、情绪暴躁、容易冲动，大多为肝火上炎所致，属于实火，当以泻为主；而头晕目眩、潮热盗汗、腰膝酸软，失眠多梦，大多由肝肾阴虚所为，属于虚火，应以补为主。

　　根据中医理论，清泻肝中实火，无论药疗还是食疗，多以苦寒或甘寒之品为主，如夏枯草、野菊花、苦瓜、绿豆等；而滋补肾水肝血，所用之物以咸寒、甘寒、酸甘为多，如生地、龟板、鳖甲、西瓜等。

　　中医认为，酸味入肝，具有收敛、固涩、止汗、止泻等作用。现代临床研究发现，酸味食物有增强人的消化功能和保护肝脏、降血压、软化血管之功效，如乌梅、石榴、山楂、橙子等。因辛、甘可助阳生火，所以肝火旺盛之人，应尽量避免食用辛辣、油炸、肥甘、厚味、温热、湿腻的食物；而酸甘则能化阴生津，平时可多食用一些既酸又稍带甜的食物，如草莓、西红柿、乌梅等，以化津生液，补阴血、退虚火。

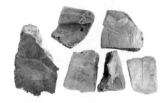

龟板： 中药龟板，为龟科动物乌龟的背甲及腹甲，有滋阴潜阳、益肾健骨、固经止血、养血补心的作用。

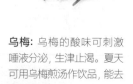

夏枯草： 有清泻肝火、散结消肿、清热解毒、祛痰止咳、凉血止血的功效。

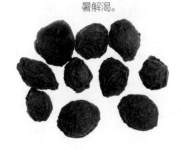

乌梅： 乌梅的酸味可刺激唾液分泌，生津止渴。夏天可用乌梅煎汤作饮品，能去暑解渴。

让青色食物给你的肝"减负"

　　肝主青色,酸味补肝。因此,在五色食物中,青(绿)色食物更养肝。青色类食物中含有大量的膳食纤维,能促进胃肠的蠕动,帮助体内代谢产物的排泄,从而减轻肝的负担,这样一来也就间接地起到了保护肝的作用。

　　青色食物以入肝经为主,在体内常扮演着"清道夫"和"守护神"的角色,起着清热解毒、疏肝强肝的作用;同时还能减轻和消除各种毒素对人体健康的损害,增强机体的免疫力,消除疲劳,如绿豆、菠菜、西蓝花、黄瓜、丝瓜、芹菜、青椒、茼蒿、莴笋、荠菜、油菜、四季豆、空心菜、苦瓜等。西蓝花富含维生素和胡萝卜素,矿物质含量也很丰富,含有的抗坏血酸能增强肝脏的解毒能力;茼蒿营养丰富,春季常食茼蒿有清肝火、养心、润肺等功效。

　　肝火旺的人,在饮食上要多吃些富含维生素的蔬菜和水果,多喝水,少喝酸甜饮料,少吃辛辣、煎炸食品。其中,紫甘蓝、花菜、山楂、苹果、葡萄等食物富含矿物质,钙、镁、硅的含量尤其高,有宁神、降火的功效。

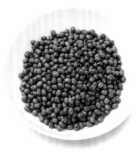

绿豆: 绿豆性寒凉,能够缓解人体内的燥火,清热毒,还有抑菌的功能。

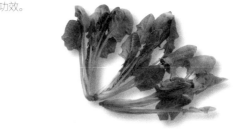

菠菜: 菠菜养阴补血,对于气血不足,阴虚火旺的人,菠菜有很好的滋阴养血的功效。

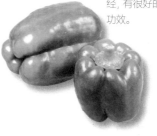

青椒: 青椒能够平肝明目,因为从中医食疗的角度来讲,青色入肝经,适当吃青椒,可滋补肝经,有很好的清肝明目的功效。

西芹腰果

原料：

西芹 200 克，腰果 50 克，酱油、盐各适量。

做法：

1. 西芹择洗干净，切段。

2. 锅中加适量油，放入西芹段翻炒，加适量盐，待西芹炒熟后，放入腰果，翻炒几下即可。

功效分析：

西芹是降血压、软化血管功效较强的食物之一，能助肝排毒，还含有钙和钾，对身体十分有益。

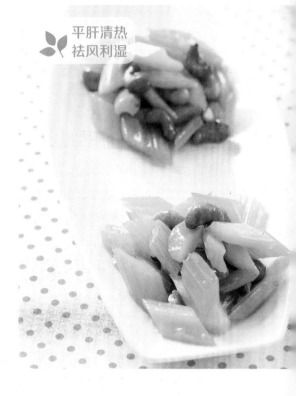

平肝清热
祛风利湿

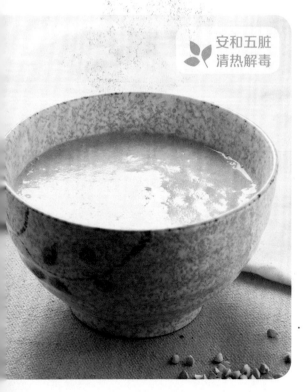

安和五脏
清热解毒

绿豆荞麦糊

原料：

荞麦 70 克，绿豆 50 克。

做法：

1. 绿豆洗净，用水浸泡 10 小时。

2. 荞麦洗净，用水浸泡 3 小时。

3. 将荞麦、绿豆放入豆浆机中，加水至上下水位线之间，打成糊即可。

功效分析：

绿豆能清热解毒，荞麦能软化血管，都是清肝明目的好食物。中医理论认为，绿豆的清热之功在皮，解毒之功在肉。这款绿豆荞麦糊偏于解毒，消暑则首选大火煮沸的绿豆汤。

蒜蓉油麦菜

原料:

油麦菜 300 克，蒜、盐各适量。

做法:

1. 将油麦菜洗净，用手撕成段。

2. 蒜拍碎，剁成蒜蓉。

3. 油锅烧热，放入油麦菜段和蒜蓉，迅速翻炒。

4. 炒至油麦菜颜色翠绿时，加盐调味即可。

功效分析:

油麦菜具有清肝、利胆的功效，可以改善肝脏功能，助肝排毒，还能刺激消化液的分泌，促进食欲。

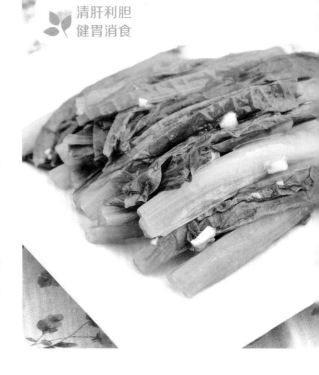

清肝利胆
健胃消食

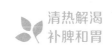

清热解渴
补脾和胃

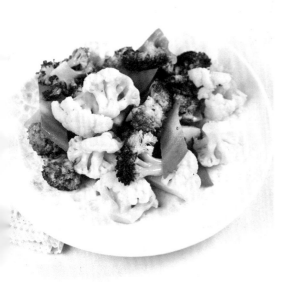

什锦西蓝花

原料:

西蓝花、花菜各 200 克，胡萝卜 100 克，白糖、醋、香油、盐各适量。

做法:

1. 西蓝花、花菜分别洗净，撕成小朵；胡萝卜洗净，去皮，切片。

2. 将所有蔬菜放入开水中焯熟，凉凉。

3. 盛盘，加适量白糖、醋、香油、盐，搅拌均匀即可。

功效分析:

常吃西蓝花和花菜能增强肝脏的解毒能力，提高机体免疫力，预防感冒和坏血病的发生。

陈皮海带粥

原料：

海带、粳米各 50 克，陈皮、白糖各适量。

做法：

1. 陈皮洗净；海带洗净，用水浸泡 2 小时，切成碎末。

2. 粳米淘洗干净，放入锅中，加适量水煮沸。

3. 放入陈皮、海带末，不停地搅动，用小火煮至粥将熟，加白糖调味即可。

功效分析：

经常食用陈皮海带粥能排出体内的毒素，缓解肝的排毒压力，还能补气养血、清热利水、安神健身。

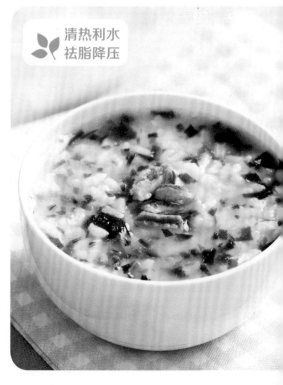

清热利水
祛脂降压

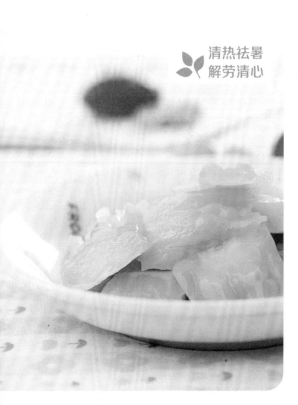

清热祛暑
解劳清心

凉拌苦瓜

原料：

苦瓜 100 克，香油、盐各适量。

做法：

1. 苦瓜洗净，切片，放入开水中焯烫。

2. 将苦瓜片放入凉开水中，浸泡片刻后捞出。

3. 加入适量香油、盐，搅拌均匀即可。

功效分析：

苦瓜具有清热解毒、止渴除烦的功效，是降火的优选食物之一。这道凉拌苦瓜既能祛暑降火，又能最大限度地保留苦瓜清脆的口感，很适合在上火、食欲不振的时候食用。

山楂冰糖茶

原料：

山楂 30 克，绿茶 5 克，冰糖适量。

做法：

1. 将山楂洗净切片，冰糖捣碎。

2. 砂锅内加适量水，放入山楂片。

3. 煎煮 10 分钟后，放入绿茶，再加入冰糖即可。

功效分析：

山楂是降压降脂、健脾开胃、消食化滞、沽血化瘀的良药，能排出体内的瘀毒，净化血液。怕酸的人可以多放一些冰糖，以减轻酸味。饮用后要及时漱口，以免损害牙齿。

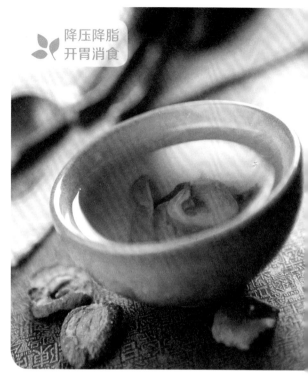

降压降脂
开胃消食

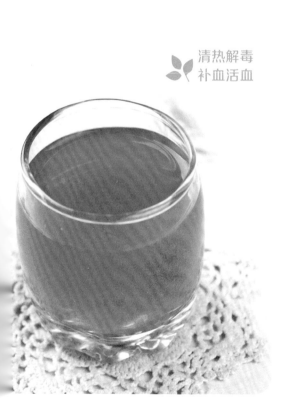

清热解毒
补血活血

石榴蜂蜜汁

原料：

石榴 1 个，蜂蜜适量。

做法：

1. 石榴洗净，去皮留籽。

2. 将石榴籽放入榨汁机中，加适量水榨汁。

3. 制作完成后过滤，加适量蜂蜜调味即可。

功效分析：

石榴具有清热解毒、补血活血和止泻的功效，非常适合久泻患者以及经期过长的女性食用。榨汁的时候可以放一点石榴皮进去，对女性排毒养颜、保养皮肤十分有益。

猪肝菠菜粥

清热解毒
补益元气

原料：

鲜猪肝 20 克，粳米、菠菜各 30 克。

做法：

1. 鲜猪肝洗净，切末；粳米淘洗干净。

2. 菠菜择洗干净，切段，用开水焯烫。

3. 将粳米放入锅中，小火煮至七成熟。

4. 再放入猪肝末、菠菜段，煮至熟透即可。

功效分析：

中医理论有"以肝补肝"的说法，肝不好的人可以吃些猪肝、鸡肝，帮助肝排毒，还能补肝明目、养血抗癌。由于动物肝脏中胆固醇含量较高，所以患有高血压、冠心病的人不宜食用。

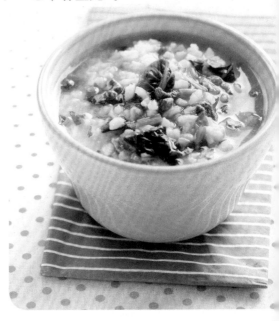

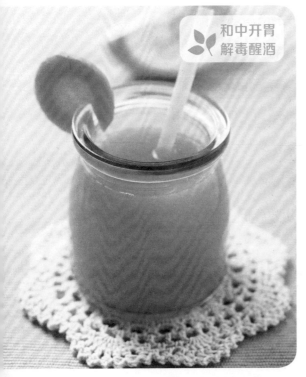

和中开胃
解毒醒酒

胡萝卜橙汁

原料：

橙子 2 个，胡萝卜 1 根。

做法：

1. 橙子洗净，去皮，掰成瓣。

2. 胡萝卜洗净，去皮，切块。

3. 将橙子瓣、胡萝卜块放入榨汁机中，榨汁即可。

功效分析：

橙子味甘酸，能和中开胃、宽膈健脾。经常在外应酬、喜欢喝酒的人可以在餐前或餐后喝一些橙汁，以减轻肝的排毒负担。

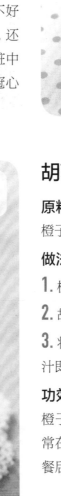

凉拌空心菜

原料：

空心菜 250 克，蒜、香油、盐各适量。

做法：

1. 蒜切末；空心菜择洗干净，切段。

2. 水烧开，放入空心菜段，烫 2 分钟，捞出。

3. 将蒜末、盐与少量水调匀后，再淋入香油，做成调味汁。

4. 将调味汁和空心菜段搅拌均匀即可。

功效分析：

空心菜味甘，性寒，入肝、心、大肠、小肠经，具有清热凉血、利尿除湿的功效，能有效排出人体内的湿毒。

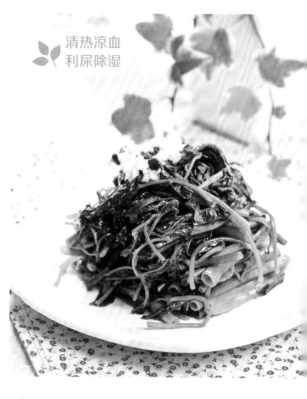

清热凉血
利尿除湿

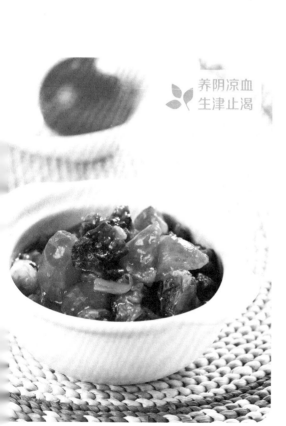

养阴凉血
生津止渴

西红柿炖牛腩

原料：

牛腩 250 克，西红柿 2 个，洋葱 1 个，盐适量。

做法：

1. 牛腩切成小块，用开水汆一下，捞出备用；西红柿、洋葱分别洗净，切块，一同放入汤锅中。

2. 加适量水，大火煮开后，放入牛腩，转小火继续煲 90 分钟，加盐，用大火煮 10 分钟即可。

功效分析：

西红柿性凉，微寒，有清热止渴、养阴凉血的功效，有利于延缓衰老。

韭菜炒虾仁

原料：

韭菜 200 克，虾仁 50 克，料酒、高汤、葱、生姜、蒜、香油、盐各适量。

做法：

1. 虾仁洗净，除去虾线；韭菜择洗干净，切成段；葱、生姜、蒜切丝，备用。

2. 油锅烧热，放入葱丝、姜丝、蒜丝炒香，然后放入虾仁煸炒。

3. 放入料酒、高汤、盐稍炒，然后放入韭菜段，大火翻炒片刻，淋入香油即可。

功效分析：

韭菜性温，有补肾补阳、祛阴散寒的功效。可增强脾胃之气，有益肝脏排毒。

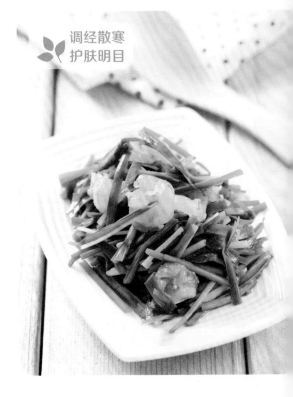

调经散寒
护肤明目

山药枸杞豆浆

原料：

山药 120 克，黄豆 40 克，枸杞 10 克。

做法：

1. 山药去皮，洗净，切块。

2. 黄豆洗净，用水浸泡 10 小时；枸杞洗净，泡软。

3. 将所有材料放入豆浆机中，加水至上下水位线之间，榨汁即可，盛出可撒上几粒枸杞点缀。

功效分析：

山药有健脾补虚、补肝益肾、固肾益精、益心安神等功效。

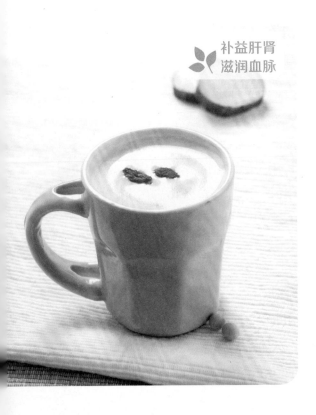

补益肝肾
滋润血脉

香菇油菜

原料：

香菇6朵，油菜250克，盐适量。

做法：

1. 油菜洗净，切段，梗、叶分开放置。

2. 香菇洗净，用温开水泡发后去蒂，切块。

3. 油锅烧热，放入油菜梗，炒至六成熟时加盐，放入油菜叶同炒。

4. 加入香菇块和泡香菇的温开水，烧至油菜梗软烂即可。

功效分析：

油菜性凉，入肝、脾、肺经，可行滞活血、消肿解毒、破气消肿，油菜中所含的成分能促进血液循环，增强肝脏的排毒机制。

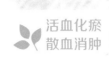

活血化瘀
散血消肿

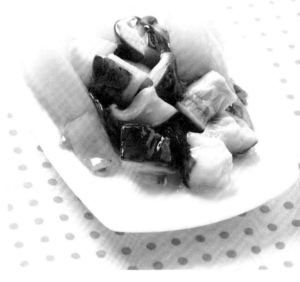

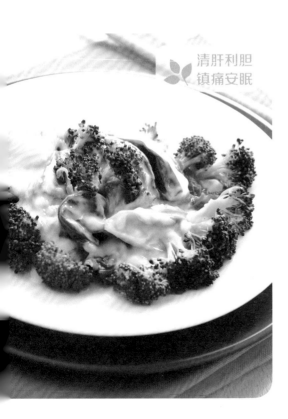

清肝利胆
镇痛安眠

奶汁烩生菜

原料：

生菜200克，西蓝花100克，鲜牛奶125毫升，淀粉、高汤、盐各适量。

做法：

1. 生菜洗净，切成段；西蓝花洗净，掰成朵。

2. 油锅烧热，倒入生菜段、西蓝花朵翻炒。

3. 加盐、高汤调味，盛盘。

4. 煮鲜牛奶，加高汤、淀粉熬成浓汁，浇在菜上即可。

功效分析：

生菜具有清肝利胆的功效，对人体排毒十分有益。

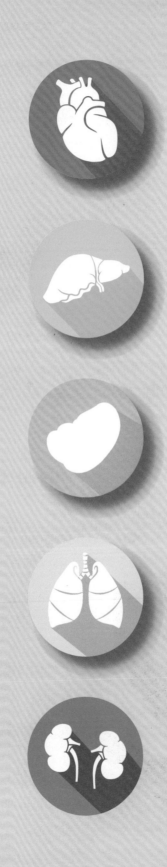

第四章

排脾毒

——管好你的"健康银行"

《素问·灵兰秘典论》中有"脾胃者，仓廪之官，五味出焉"之记载，将脾胃比喻成人体中的"仓廪之官"。设想一下，假如一个人总是取钱，很少存钱，必然入不敷出，将来如何生活？人体也一样，如果总是在损害健康，不注意保养，那么就会出现各种病症。

脾是后天之本

五脏之中脾属土，土为万物之母，有厚土之德，既是生命的起点，也是生命的终点。脾可以化生气血，滋养万物，是人得以生息的后天之本。脾的特性是喜温怕寒，喜燥恶湿，生活中要处处注意。自然界中的冻土尚不能生长草芥，人体的脾土同样如此。饮食无度，寒凉无忌，只会令内脏受伤。养护脾胃，才能令气血充盈，阳气升降无忧。

所有的生命活动都离不开脾胃

中医认为，脾主运化。这里"运"指的是运输和分布，而"化"则是变化、转化的意思。在人的一生中，除了胚胎期间主要依赖母体的营养生存之外，出生后随着体内消化器官的逐渐成熟，就需要通过摄入各种食物，来满足自身的营养需求。

人体吃进的食物并不是被直接吸收和利用的，而是需要通过脾胃等器官，对摄入的水谷（食物）进行腐熟、运化、升清、降浊等一系列的生理代谢，以化生气血、津液，营养脏腑经络、四肢百骸。如果人的脾胃运化功能异常，就会出现机体的消化吸收障碍、营养不良、气血不足、经脉空虚、肌肉萎缩等各种病变。所以中医认为，虽然人以水谷为食，但所有的生命活动都离不开脾胃的受纳与运化。

人体中需要经过脾胃运化的物质，一是水谷之精微，可以认为是现代营养学中含有碳水化合物、脂肪、蛋白质、矿物质、维生素等营养成分的各种食物；二是承担着人体新陈代谢中最重要的运输载体、生化反应媒介等作用的水液。其中的水谷部分，先是入胃腐熟，再经脾的运化和升清，上输于心肺，通过肺气的宣发、肃降、散布，营养全身。

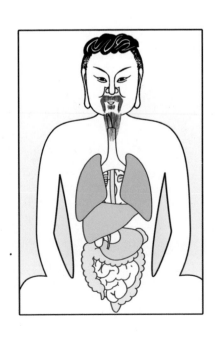

"仓廪"牢固，身体才健康

气、血、津液是构成、维持人体生命活动的三大基本物质。人的五脏、六腑、经络、筋肉、骨骼、皮肤，没有一样离得开气、血、津液的温煦、滋润、营养。只有气血旺盛、津液充沛、脏腑得养、经络通畅，神明才安，人才可以健康长寿。

一个人若想维持生命的存在与延续，首先就必须不断地摄入食物，并将其转化成生命活动所需的各种营养物质。因而古人常说"民以食为天"，其实光吃没用，吃进去的必须转化成人体所能吸收和需要的气、血、津液才行。

中医将人体中除血液之外，一切正常的水液统称为津液。津液主要来源于饮食水谷，随后经脾的运化、升散，肺的通调，肾的气化，肝的疏泄，上、中、下三焦的雾、沤、渎，运行于全身，并发挥其滋润器官、濡养全身的作用。

水液进入人体后，一部分为脾胃吸收、运化，散布全身，发挥其滋润、滑利、营养作用；另一部分则通过肺和肾的气化，化为汗液、尿液，排出体外。如果脾运化水液的功能失常，水液无法正常散布或排泄，停滞于体内，就会引发湿、痰、饮等病理产物，或产生水肿。这其中，由于脾处在中焦枢纽的位置，对于水液的代谢尤为重要。但正如古人所云"水能载舟，亦能覆舟"，如果脾失运化、脾阳不振、脾气不升，就会水液泛滥，积水成饮、聚水为痰、水湿停滞，引发诸多疾病。中医将此类疾病中的虚证称为脾虚生湿，其实由外感湿邪所致的病症，也常会伤及脾胃。所以体内大凡与水湿有关的病症，中医都会以醒脾、健脾，尤其是振奋脾阳、补益脾气之法，祛水利湿。

需要注意的是，常吃辛辣刺激食物、饮食不节制的人容易水肿，调整饮食就会有所改善。

还有一个特殊人群——孕妇，大部分的孕妇到孕中期的时候也会出现水肿。一种是子宫增大压迫下肢，使血液回流受到影响，导致下肢水肿比较严重。这时候注意清淡饮食、适当运动就能使水肿消退。另一种是全身水肿，即医学上的妊娠水肿。如果孕7月后出现每周体重增长过快的情况，就要引起足够的重视，及时就医。

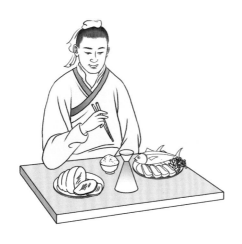

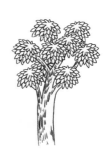

哪些症状表明你的脾"中毒"了

脾胃不好的人主要有消化问题，多数是由饮食不节、思虑过甚引起的。常见的症状都不显眼，所以很容易被忽视，比如腹胀、胃胀、大便溏稀等。脾胃一旦受损，就需要漫长的时间进行调理。

舌苔白滑，有齿痕

很多人的舌苔都是白色的，这点并不奇怪，如果没有其他异常，只能算是个体差异。有的人把舌苔刮下来，其实并不正确。舌苔能反映人的身体状况，但不能改善人的身体状况。

如果舌苔白，感觉滑腻，还有齿痕，那就有可能是脾虚。中医认为，由于脾虚而不能运化水湿，湿瘀滞于舌，导致舌体肥大，受到牙齿挤压而形成齿痕。此时，要少吃寒凉的食物，以免刺激脾胃，多吃素食少吃肉，慢慢调整肠胃的状态。

身体水肿

一部分年轻女性天天喊着要消灭脂肪，吃了减肥药却经常腹泻，折腾得面色苍白。脾虚水肿的症状为全身水肿，以大腿、小腿等部分最严重，按下去的时候会凹陷，不容易反弹。

其实，这些都是饮食不节、心情抑郁、思虑过甚、劳逸失调等原因引起的脾虚。由于脾脏受到损害，运化水湿功能失常，就会导致水液在体内滞留，形成水肿。

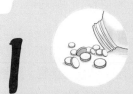

1 可以试试参苓白术丸

此药有健脾、益气的作用，用于治疗体倦乏力，食少便溏。另外在服本药时不宜同时服用藜芦、五灵脂、皂荚或其制剂；而且不宜喝茶和吃萝卜，以免影响药效。

2 脾胃不好易水肿

脾的主要生理功能是主运化、升清和统摄血液。脾和胃相为表里，两者均是主要的消化器官，脾胃不好则运化、升清功能失常，运化不好则会出现水肿。

《黄帝内经·素问》说："五味入口，藏于胃，脾为之行其精气。"

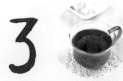

白带过多，宜健脾益肾

白带过多，多为脾肾气虚引起的白带增加。用清热解毒为主的中药来治疗白带过多，自然不会取得好效果，而且这类药物还有可能进一步损伤脾肾之气。应该从健脾益肾着手方能起效，如莲子汤、莲荷粥等。

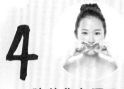

脾其华在唇四白

唇四白是什么地方？唇四白中的"四"不是指数字，而是指"四方"的意思。正常嘴周围的皮肤是白色的，所以唇四白指的是嘴巴周围的皮肤。

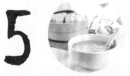

脾湿就会脸色发黄

脸色发黄是因为脾的气和津液都不足，不能给身体提供足够营养造成的。与萎黄相反的是黄胖，即面色发黄且有虚肿。规律饮食、定时定量、细嚼慢咽是一定要的，胃不好和脾虚的人更应该注意不要吃辛辣刺激和生冷食物，要注意按时吃饭。

白带过多

脾主管体内排湿，如果湿气过多，超过了脾的吸收范围，就会出现体内湿气过盛，白带增多是其中的一个体现。人的脾一旦形成阳虚，消化功能就日渐变差，食欲不振。这类人可以常吃性温味甘的食物，如糯米、黑米、高粱、黍米、燕麦、南瓜、扁豆、红枣、桂圆、核桃、栗子等。

唇色苍白，嘴周围长痘痘

口唇周围与脾关系密切，当脾中的毒素无法排出体外，蓄积的毒素就要找机会从这些地方爆发出来。因为脾开窍于口，口唇也被认为是脾之官，口唇的色泽代表了气血的盛衰。当脾失健运时，气血虚少，唇舌就会苍白，甚至萎黄不泽，而口唇周围的痘痘也会趁机冒出来。平时可以吃一些补脾气的食物，如党参、莲子、山药、莲藕、四季豆、豇豆、胡萝卜、土豆、洋葱、平菇等。

脸上长斑

大部分的长斑都是内分泌失调引起的，只能调理，很难治愈。而其他的原因比较杂乱，精神压力大、情志失调、神经功能紊乱、身体过度疲劳等都会引发色素沉着。从中医的角度看，斑就是瘀血。脸上长斑常和气滞血瘀有关，除了养成良好的生活习惯、保持乐观的情绪外，还要辨证治疗。

伤脾的坏习惯

如果脾受到损伤，机体的防御能力和产生抗体的能力就会下降，所以必须要很好地保护脾脏。而保护脾脏，首先就要与我们生活中的不良习惯作"斗争"，改变这些伤脾的生活习惯，让身体更健康。

暴饮暴食

饮食不节、暴饮暴食，会使大量积食停滞在消化道内，不仅令脾胃难以运化，而且阻碍气机的运行，出现脘腹胀满、食欲下降、恶心呕吐等不适。中医将这种因饮食过量而诱发的病症，称为"食积内停"。

俗语说，"要想身体好，每餐七分饱"。饮食有节、食不过饱，一直被历代养生学家奉为圭臬。在中医界就一直流传着这样一句话："若要小儿安，留得三分饥与寒。"

久坐不运动

中医认为，人的保健养生重在平衡，凡事皆不可过度。按照《素问·宣明五气》所说，"久视伤血，久卧伤气，久坐伤肉，久立伤骨，久行伤筋"。中医将这种长时间累积造成的损伤称为"五劳所伤"，其中与脾关系最为密切的就是"久坐伤肉"。

《素问·痿论》中明确指出"脾主身之肌肉"，脾胃作为人体的"气血生化之源"，化生气血以养肌肉，所以只有脾胃健、气血旺，肌肉才会强壮有力。

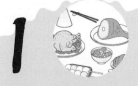

切莫暴饮暴食

暴饮暴食，通常伴随食速过快，狼吞虎咽。到了中年以后，这种饮食方式的不良影响就体现出来了，脾不好导致体质变差，因此，暴饮暴食是非常伤身体的生活习惯。

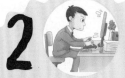

久坐会令肌肉松弛无力

久坐严重影响能量消耗，造成能量富余淤积，反过来拖累脾脏。所以要经常做运动，在锻炼时，要适当结合运动器械，专门锻炼以强壮四肢肌肉；还要经常散步，多做有氧运动，以健脾胃。

《素问·生气通天论》说："谨和五味，骨正筋柔，气血以流，腠理以密。"

苦寒药久服伤脾

药物要辨析四气、五味、升降浮沉、有毒无毒等。四气是指寒、热、温、凉；五味是指辛、甘、酸、苦、咸，其中苦寒药多用于清热、泻火、解毒，但是久服易伤元气，容易损伤脾胃功能。

生冷食物伤脾胃

中医的"脾"包括西医的消化吸收和能量代谢功能。脾虚的人总会觉得消化无力，肚子怕冷，因为胃肠已将自己的能量都贡献在了生冷食物的消化上。

寒湿之邪最易困着脾脏

内外之湿气相合而为病，容易导致脾胃运化功能的损伤。因此，中医认为，雨水时节尤其要注意调养脾胃，脾胃健旺才是养生之本。

久服苦寒药

凡是有清热、解毒、凉血功用的药基本上都是苦寒药，是进攻性质的药物。日常生活中常见的牛黄解毒片、牛黄解毒丸、板蓝根等都是苦寒药，必须有实火才能服用。而一些身形瘦削，面色偏黄、略显苍白，口唇色淡的患者往往不是火证，不适宜吃苦寒药。

经常吃生冷食物

脾胃作为消化器官，是"食物的加工工厂"。按照中医理论，食物之中有寒、热、温、凉之分，摄入过于寒凉的食物对脾胃造成的伤害特别大。

中医所讲的寒、热、温、凉，这四种特性是食物本身的自然属性，是中医对食物作用于人体后发生反应的归纳与总结。如中医认为蟹性较寒，在蒸螃蟹时用紫苏叶同蒸，食用时蘸一些姜汁，调料中加一点芥末，再喝适量黄酒，其目的都是驱除食物中的寒气，保护脾胃中的阳气。

居住在寒湿重的地方

脾的最大特点就是"喜燥恶湿"，因为五行中脾属土，非常需要阳气的温煦、蒸腾、气化，以化生气血，传输津液。因此在日常生活中，必须尽可能远离湿气、湿地；住所要通风，因风为阳，湿为阴。中医认为，风能胜湿。居室湿气较重时，应多通风，以降低室内的湿度。

排毒按摩法

脾的主要功能就是运化，摄入水谷精微和水液，将其转化为气血、津液，随后再通过心肺输送至全身各个脏腑组织，供应人体生命活动之需，因而中医中脾多虚证，少实证。就是实证之中也常夹有虚象，如食积湿阻者，时间一长必会脾虚。中医非常重视"后天之本"脾胃功能的调养，其中方法之一就是按摩，推揉脾经以助运化。

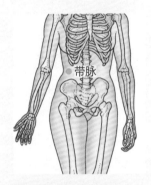

带脉

精准定穴: 在侧腹部，第11肋骨游离端垂线与脐水平线的交点上。

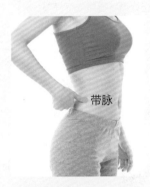

带脉

按摩方法: 月经不调、白带异常者可在每天早上起床后，手握空拳，敲击带脉穴100次。

消灭腹部赘肉、"将军肚"——按揉带脉穴

很多人都有这样的困惑：为什么我吃得这么少，肚子上的肉怎么还是那么多？减肥虽然不是一朝一夕的事情，但一直没有成效，很可能是没找对原因。现在的人久坐不动，易伤脾，导致运化不利，所以人们经常遇到的腹部赘肉、"将军肚"都是脾出现问题导致的。

这里给大家介绍一个神奇的地方——带脉穴。我们知道，人体中有奇经八脉，而带脉就是其中之一。顾名思义，带脉就像一条带子一样，绕身一周。我们以肚脐为中心画一条横线，再以腋下前端为起点画一条竖线，两条线的交点就是带脉穴。按摩的时候，用手掌的大鱼际，也就是拇指指根下面隆起的地方，把带脉整个揉一遍。每天2次，每次5~10分钟，然后按压带脉上比较痛的部位。坚持下去，腹部肥胖就会逐渐改善，效果很好还不反弹。

按揉带脉穴可以让气血运行加快，改善腰部冰凉、腰部酸痛、痛经等症状。这是因为按揉带脉穴能强健脾阳，振奋阳气，化解腹部积聚的水液痰湿。而且，按揉带脉穴还可以增强肠道蠕动，促进排便，一举两得。

胃痛、腹胀、没食欲——按摩太白穴

太白穴承担着足太阴脾经供养之源的责任,我们通过该穴,还可知晓脾之虚实,治疗脾之病患。元气源于肾间动气,是人体生命活动的原动力,通过三焦运行于五脏六腑,通达头身四肢,是十二经脉维持正常生理功能的根本。按压太白穴,观察其有无酸麻、胀痛等感应,即中医所说的得气感,可作为判断脾内是否出现疾患的依据之一。

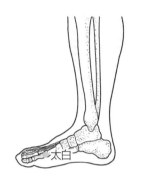

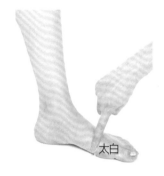

精准定穴: 在跖区,第1跖趾关节近端赤白肉际凹陷中。

按摩方法: 顺时针或逆时针方向反复揉按太白穴,每次3分钟。

色斑、粗糙、皱纹一扫光——按摩血海穴

血海穴是脾经之穴,按照脾生血、统血的原理,其第一个功能就是固摄血液,治疗各种出血病症。第二个功能则是养血祛风,中医称,"治风先治血,血行风自灭",因为风为阳邪,乃阴血不足、皮肤失养所起,只要阴血旺盛,风邪便难以肆虐,所以治疗皮肤过敏瘙痒,可取血海穴。而它的第三个功能就是养颜美容,尤其是女子"以血为本",血虚则无法养颜,皮肤色斑、粗糙、皱纹便时有发生。

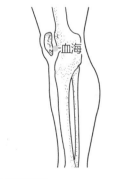

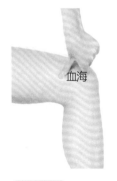

精准定穴: 屈膝时,在大腿内侧,位于髌底内侧端上2寸,当股四头肌内侧头的隆起处。

按摩方法: 顺时针或逆时针方向反复揉按血海穴,每次3分钟。

排毒食疗方

气血、津液、精髓等都化生于脾胃，脾胃健旺，化源充足，脏腑功能才能强盛；脾胃又是气机升降运动的枢纽，脾胃协调，可促进和调节机体新陈代谢功能，保证生命活动的协调平衡。

甘味食物最补脾

不知大家有没有注意到，吃米饭、喝米粥、吃玉米的时候，会觉得嘴里有淡淡的甜味。一些温补性的食材如人参、桂圆、红枣、山药等，吃起来也会有些甜。其实，五谷皆生于土，属于甘味食物，最养脾胃。人体的脏腑中，脾的作用主要是运化。饮食通过脾胃的腐熟，变为水谷精微，即人体消化吸收的营养物质，再由脾将水谷精微输送到全身。而甘味食物具有滋养、补脾、缓急、润燥的功效，能帮助脾运化。

《素问·宣明五气》中有"甘走肉"的记载，因为甘味有缓解肌肉紧张的作用，脾运化功能健全，就会显得形体丰满、面色红润。由于甘味归属于脾胃，所以多能补中焦脾胃之虚，不仅能改善脾胃，还能间接补益其他脏腑。体质虚弱、气血不足的人，平时多吃甘味的食物，能逐步改善体质，强身壮体。

相对而言，甘味是五味中即使摄入偏多也不易对人体造成损伤的味道，因为甘味在五行属土，土能生养万物，对人体的补养作用特别强。但过犹不及，过度进食甘味，土重克水，不但起不到滋养的作用，反而会使颜面发黑，肾气失去平衡，同时会使骨骼疼痛，头发脱落。因此，吃甘味食物也要适量。

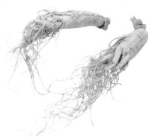

人参: 味甘微苦，性微温，归脾、肺、心、肾经，气雄体润，升多于降；具有补气固脱、健脾益肺、宁心益智、养血生津的功效。

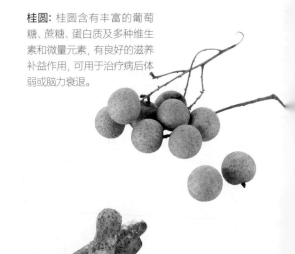

桂圆: 桂圆含有丰富的葡萄糖、蔗糖、蛋白质及多种维生素和微量元素，有良好的滋养补益作用，可用于治疗病后体弱或脑力衰退。

山药: 有利于增强脾胃消化吸收功能，是一味平补脾胃的药食两用之品，不论脾阳亏或胃阴虚，皆可食用。

黄色食物让你的脾胃舒舒服服

五行中黄色为土,五脏中脾为土,因此根据中医理论,黄色与脾土对应,所以黄色食物摄入体内之后,主要作用于中土(脾胃)区域。小米、玉米、南瓜、黄豆等黄色食物,都是健脾养胃之佳品。现代研究发现,黄色食物中的 B 族维生素、维生素 D、β - 胡萝卜素的含量十分丰富。虽然从营养学角度而言,维生素并不含有能量,但人体的消化吸收、新陈代谢等活动,大多离不开维生素的辅助和促进作用。

另外,一些白色食物炒黄后也可健脾。比如,中医认为熟薏米的健脾功效要胜过生薏米。因此临床上常会让脾虚者将白色的生薏米放入锅内炒至微黄,变成熟薏米后再服用。

以薏米入药或食用,可健脾渗湿。五味中甘味入土健脾,淡味渗湿泄水。而薏米性味甘、淡、微寒,正好入脾、胃、肺三经,具有利水消肿、健脾去湿、舒筋除痹、清热排脓等功效。所以在临床上薏米常被用于脾虚泄泻、食欲不振、尿少水肿、脚气(维生素 B_1 缺乏症)、尿路感染、青春痘、扁平疣等症的治疗。

中医认为,薏米"最善利水,不至耗损真阴之气,凡湿盛在下身者,最宜用之"。现代人饮食过于丰盛,膏粱厚味摄入偏多,形体肥胖,血脂较高,而薏米中则含有较多的不饱和脂肪酸,既可利湿化痰,又能降低胆固醇,特别适合痰湿体质的人食用。

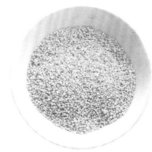

小米: 从中医食疗的角度来讲能够和中益肾,对于脾胃虚热、腹满食少的人,有很好的和中益肾的功效。

玉米: 中医认为,玉米性平味甘,有健脾渗湿、调中开胃、益肾明心的功效。

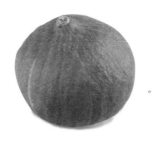

南瓜: 具有一定的养胃功效,而且富含碳水化合物和果胶,有保护胃黏膜的作用。

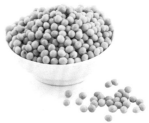

黄豆: 性味甘平,归脾经、胃经,具有健脾利湿、润燥消水、解毒的功效,可以用于治疗脾胃虚弱、气血不足。

紫菜包饭

原料：

糯米 100 克，鸡蛋 1 个，海苔 1 张，火腿、黄瓜、沙拉酱、米醋各适量。

做法：

1. 糯米蒸熟，倒入米醋，搅拌均匀，凉凉。

2. 黄瓜洗净，切条，加米醋腌制；火腿切条。

3. 油锅烧热，倒入打散的鸡蛋，摊成饼状，切丝；将糯米平铺在海苔上，均匀摆上黄瓜条、火腿条、鸡蛋丝。

4. 抹上沙拉酱，卷起，切成 2 厘米左右的厚片即可。

功效分析：

糯米能温暖脾胃、补益中气，经常食用可以滋补营养，强壮身体。

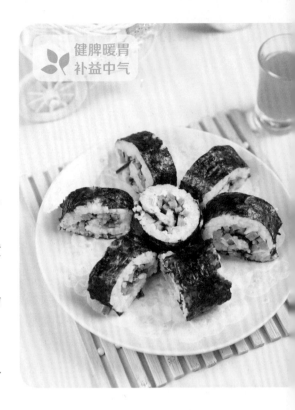

健脾暖胃
补益中气

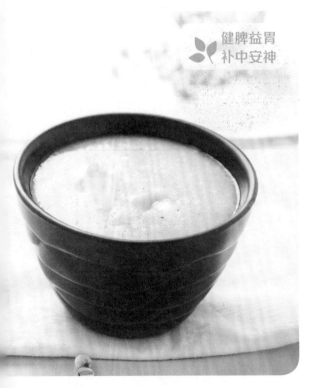

健脾益胃
补中安神

百合薏米糊

原料：

薏米 50 克，干百合 20 克，白糖适量。

做法：

1. 干百合、薏米提前 3 小时用水浸泡，捞出，一起放入豆浆机中，加水至上下水位线之间。

2. 搅打成米糊后，按个人口味加适量白糖调味即可。

功效分析：

薏米具有健脾益胃、清热润肺等功效；百合具有补中益气、清热解毒等功效。二者搭配，既能清肺润肺，又可以有效排出人体内的湿毒。

凉拌藕片

原料：

莲藕 250 克，葱、生姜、蒜、白醋、盐各适量。

做法：

1. 葱切末；生姜切丝；蒜切片。

2. 莲藕洗净，去皮，切片。

3. 莲藕用开水焯熟，放入葱末、姜丝、蒜片、白醋、盐，搅拌均匀即可。

功效分析：

莲藕具有很高的营养价值，但要注意区分生、熟。生藕以消瘀凉血、清热除烦为主；熟藕健脾益气、养心补血。所以，熟藕适合脾气虚弱者食用，而生藕适合胃火旺盛的人食用。

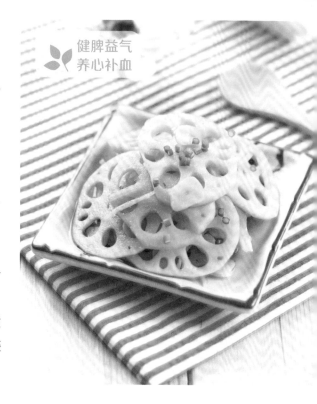

健脾益气
养心补血

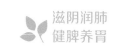

滋阴润肺
健脾养胃

银耳花生仁汤

原料：

银耳 15 克，花生仁 50 克，红枣 10 颗，白糖适量。

做法：

1. 银耳用温水浸泡，洗净；红枣去核，洗净。

2. 锅中加水煮沸，放入花生仁、红枣、银耳。

3. 花生仁熟烂时，加白糖调味即可。

功效分析：

花生能助脾排毒，但不易消化，可以煮食、炖食。

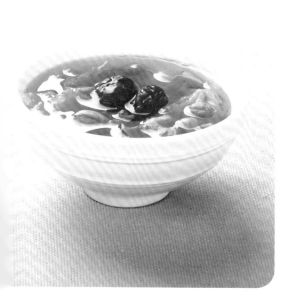

香菇娃娃菜

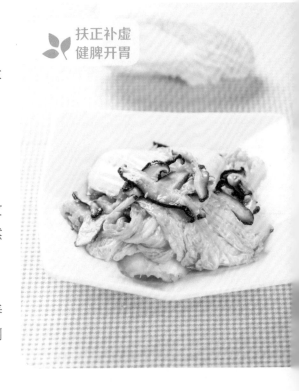

扶正补虚
健脾开胃

原料：

娃娃菜 300 克，香菇 30 克，蒜、白糖、盐各适量。

做法：

1. 娃娃菜洗净，去根；蒜切碎，剁成蒜蓉。

2. 香菇洗净，去蒂，切片。

3. 油锅烧热，爆香蒜蓉和香菇片，然后放入娃娃菜翻炒，转小火，加适量水焖煮，然后加入盐、白糖调味即可。

功效分析：

香菇除了含有大多数菌菇类都具有的营养物质外，还含有香菇多糖等成分，能抑制肿瘤、降低血脂。

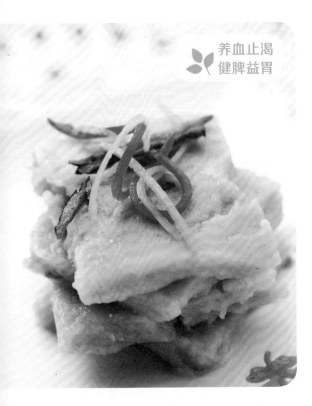

养血止渴
健脾益胃

山药扁豆糕

原料：

山药 250 克，扁豆 50 克，红枣丝、彩椒丝、淀粉各适量。

做法：

1. 山药洗净，去皮，切成薄片；将山药片、扁豆分别煮熟，凉凉后碾成泥状，加入淀粉和水搅拌成糊状，放入碗中。

2. 上锅，以大火蒸 15～20 分钟后取出，凉凉切块，然后均匀撒上红枣丝、彩椒丝。

功效分析：

食欲不佳的人可多吃山药，以健脾利湿，排出湿毒。

人参莲子粥

原料：

人参 10 克,莲子 10 颗,粳米 50 克,黑芝麻、冰糖各适量。

做法：

1. 用水将人参浸润,切成薄片。

2. 莲子去心,淘洗干净,用水浸泡 3 小时。

3. 粳米淘洗干净,与人参片、莲子一同加水熬煮,待粥熟后,加适量冰糖和黑芝麻,搅拌均匀即可。

功效分析：

此粥具有大补元气、开窍益智的功效,不仅能助脾排毒,还能促进儿童智力发育。但人参是大补之物,不宜过多食用。

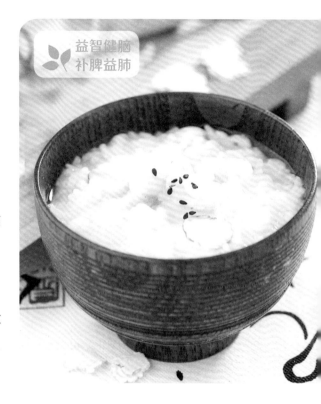

益智健脑
补脾益肺

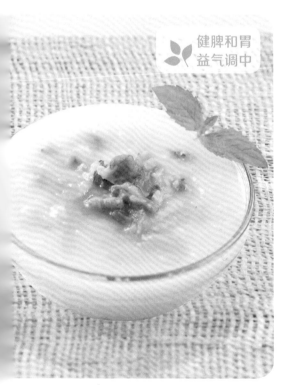

健脾和胃
益气调中

苹果土豆泥

原料：

苹果、土豆各 1 个,核桃仁适量。

做法：

1. 土豆洗净,上锅蒸熟后去皮,切成小块。

2. 苹果洗净,去核,切成小块。

3. 将土豆块、苹果块倒入豆浆机,加适量水搅打细腻。

4. 核桃仁掰碎,撒在苹果土豆泥上即可。

功效分析：

常吃土豆对脾胃虚弱、脘腹作痛、便秘的患者很有帮助。这款苹果土豆泥还富含膳食纤维,是排脾毒和肠毒的理想食疗菜品。

燕麦南瓜粥

原料：

燕麦 30 克，粳米 50 克，南瓜 1/2 个，葱、盐各适量。

做法：

1. 粳米淘洗干净，用水浸泡半小时。

2. 南瓜洗净，去皮，切片；葱切末，备用。

3. 将粳米放入锅中，加适量水，大火煮沸后，转小火煮 20 分钟；放入南瓜片，小火煮 10 分钟；放入燕麦，继续煮 10 分钟，关火后，放入葱末、盐调味即可。

功效分析：

南瓜性温，有润肺益气、美容养颜、健胃消食等功效，能帮助脾胃排毒。

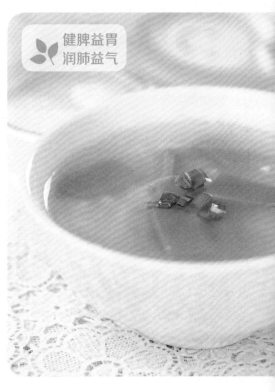

健脾益胃
润肺益气

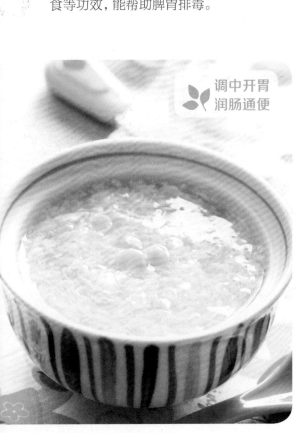

调中开胃
润肠通便

蛋香玉米羹

原料：

玉米粒 100 克，鸡蛋 2 个，白糖、盐各适量。

做法：

1. 鸡蛋打散，备用。

2. 将玉米粒放入锅中，加水大火煮沸后，转小火再煮 20 分钟。

3. 慢慢淋入蛋液，不停搅拌，大火煮沸后，加白糖、盐调味即可。

功效分析：

玉米有益肺宁心、润肠通便的功效，能帮助排出体内毒素，延缓衰老，有"长寿食物"的美称。

小米红枣粥

原料：

小米 50 克，红枣、蜂蜜各适量。

做法：

1. 小米淘洗干净；红枣洗净，放入凉水锅中，待水完全沸腾后放入小米。

2. 大火煮沸，转小火煮至粥熟。

3. 粥微温后加点蜂蜜，味道会更好。

功效分析：

小米和红枣都是非常好的补血食物，均适合熬粥。小米红枣粥熬好后，表面漂浮的形如油膏状的物质即为"米油"，能助排体内寒毒。

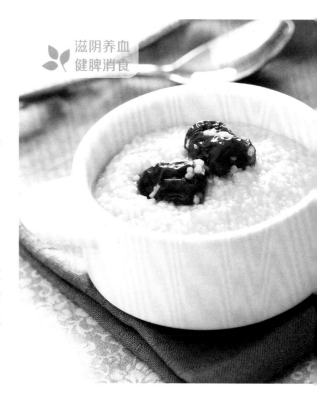

滋阴养血
健脾消食

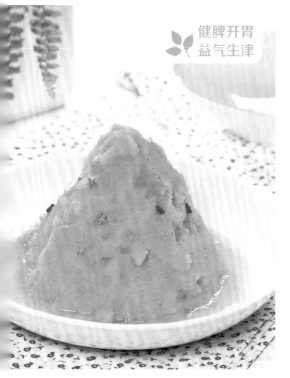

健脾开胃
益气生津

炒红薯泥

原料：

红薯 2 个，白糖适量。

做法：

1. 红薯洗净，上锅蒸熟后，趁热去皮，捣成薯泥，加白糖调味。

2. 油锅烧热，晃动炒锅，使油均匀铺满锅底，防止红薯泥粘锅。

3. 倒入红薯泥，快速翻炒，至红薯泥变色即可。

功效分析：

红薯的暖胃、养胃效果很好，在寒冬季节吃一些炒红薯泥，既能暖胃，又能排寒毒。

黄花菜炒鸡蛋

原料：

鸡蛋 2 个，干黄花菜 50 克，生抽、生姜、盐各适量。

做法：

1. 干黄花菜用温水浸泡，洗净，择去硬的花梗；生姜切丝，备用；鸡蛋打入碗中，加适量盐，打散。

2. 油锅烧热，倒入蛋液，炒熟备用。

3. 锅中留适量油，放入姜丝炒香，然后放入黄花菜翻炒，加生抽、盐，倒入炒好的鸡蛋，翻炒均匀即可。

功效分析：

黄花菜味甘，不仅能排脾毒，还能健胃消食，滋润皮肤，增强皮肤的韧性和弹力。

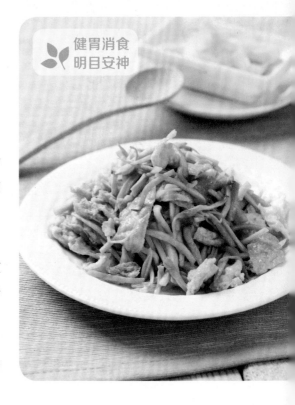

健胃消食
明目安神

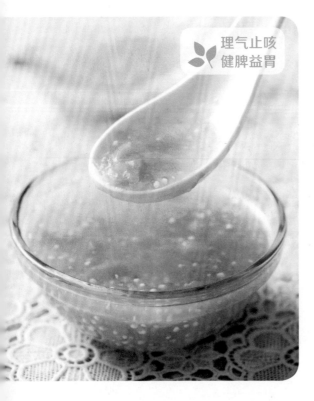

理气止咳
健脾益胃

芒果西米露

原料：

芒果 1 个，牛奶 200 毫升，西米、蜂蜜各适量。

做法：

1. 锅中加水煮沸，放入西米，大火煮 10 分钟后，关火闷 15 分钟，取出冲凉。

2. 锅中换水煮沸，放入冲凉的西米，大火煮 5 分钟后，关火再闷 15 分钟。

3. 芒果洗净，切丁，与蜂蜜、西米、牛奶搅拌均匀即可。

功效分析：

这款芒果西米露适合消化不良、神疲乏力、毒素沉积的人食用，是美味的夏季甜点。

生姜橘皮饮

原料：

生姜、橘皮各 10 克，红糖适量。

做法：

1. 生姜切丝；橘皮切碎。

2. 生姜丝、橘皮末中加红糖调味，搅拌均匀。

3. 加适量水煮成糖水，当作茶饮即可。

功效分析：

生姜能温胃散寒，橘皮能开胃顺气，二者搭配，能让人的脾胃得到很好的调养，有助于开胃健脾、促进消化。在性质寒凉的食物中加一点生姜可以减少寒性，排出体内寒毒，保护脾胃。

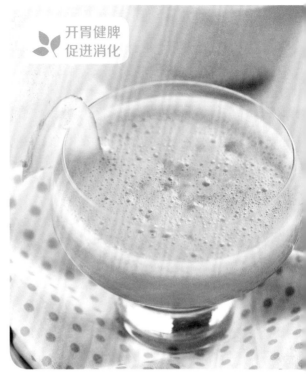

开胃健脾
促进消化

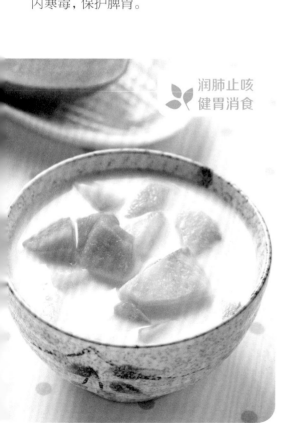

润肺止咳
健胃消食

鲜奶木瓜雪梨

原料：

鲜牛奶 250 毫升，雪梨、木瓜各 100 克，蜂蜜适量。

做法：

1. 雪梨、木瓜分别用水洗净，雪梨去皮，木瓜去皮，去籽，去核，切块。

2. 将雪梨、木瓜放入炖盅内，倒入鲜牛奶和适量水煮，待雪梨块、木瓜块软烂后，加适量蜂蜜调味即可。

功效分析：

木瓜有健胃消食、舒筋通络的功效，搭配雪梨、蜂蜜，还能润肺止咳，是夏秋两季的排毒佳饮。

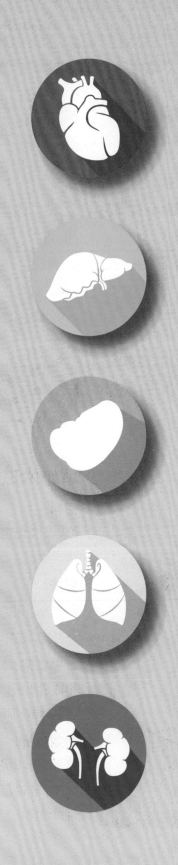

第五章

排肺毒

——雾霾天，看好你的肺

《素问·阴阳应象大论》中记载："天气通于肺。"胃纳脾化的精谷之气要经脾脏的"升清"向上送达心肺，经过呼吸作用，与肺吸入的自然之气混合，形成气血，才能被运用于维持人体新陈代谢。而雾霾、二手烟，甚至厨房的油烟都有可能使人的肺受到严重的损害。越是这种时候，越要懂得保护自己和家人的健康。

肺调控着人体的"气"

心主血脉，为"君主之官"，肺主气，为"相傅之官"。但因气为血之帅，故中医又有"肺朝百脉"之说，心主血脉的功能，尚要受制于气。同样，在食物的消化吸收代谢和营养物质的分配过程中，肺也起着一个调节和掌控者的角色。《灵枢·营卫生会》曰："人受气于谷，谷入于胃，以传与肺，五脏六腑，皆以受气。"

肺是心的保护神

《素问·灵兰秘典论》说："肺者，相傅之官，治节出焉。"相，指的是宰相，而傅则是辅佐的意思。

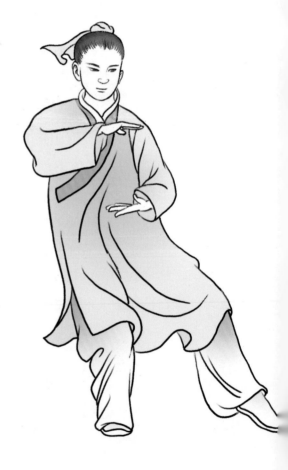

心需要肺这样一个角色从旁协助，就像在帝王与文武百官之间，需要宰相来辅佐谋划、上下沟通一样。肺是通过气来营养和调节人的各项功能，将心的指令、意志、精神布散到气能够到达的任何地方，从而对人整个生命活动起着治理、调节、约束的作用。通常肺会对心这个"君王"给予正确的指导和约束，甚至纠正其所犯的错误。

《黄帝内经·素问》说："肺系一身之气，司呼吸、主皮毛，开窍于鼻。"肺位于人体脏腑的最高端，故中医称其为"华盖"。华盖是古代帝王外出时座驾的车盖，它就像一把大伞，罩护住了君主的安全。而人体中肺为娇脏，主一身之气，同样需要严密的保护，因而这时华盖护的是人身之气。肺主要协助心脏分配人体的气血，心需要多少，肾需要多少，全归肺经管。

人体所有的气都受肺的调控

中医常说的"气化"，如水谷精微化生气血，津化为血，血化为津等，就如《素问·六微旨大论》所说的："物之生从于化，物之极由乎变，变化之相薄，成败之所由也。"

随着中医的发展，气的概念在不断地被延伸和丰富，气有时指的就是能量，如食物或药物的寒热温凉。人吃了羊肉之后身体会发热，大量食用后可出现口干舌燥，因为在中医中羊肉性热，可壮阳气。

总的来说，中医所说的气主要来源于两个方面：一是藏在肾中的先天之气，由父母的精血所提供；二是由脾胃所化生的水谷精气（谷气）和通过肺吸入的自然界中的清气（天气），它们组成人的后天之气，又称"宗气"。

前者为生命的诞生提供了条件，后者为生命的成长提供了养料和动力。因而肺主一身之气，其中就包含了由肺的呼吸运动所引进的清气，而且清气的进入，还直接影响体内整个气的升降出入（运行）。

若肺的呼吸功能正常，清气吸入、浊气排出，后天之气就旺盛充沛；若肺的呼吸功能异常，清气进入少，浊气排出难，后天之气就会虚亏不足。因此培补人的后天之气，除了要健脾胃，还要调肺气。

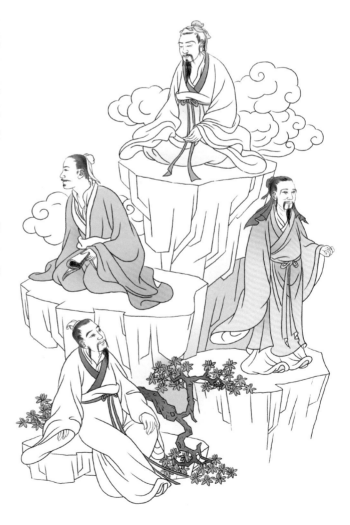

哪些症状表明你的肺"中毒"了

人在一呼一吸之间进行生命的运行，而肺的主要功能就是呼吸。生活中的很多小毛病都是肺部给我们的提示，只是很少有人注意罢了。

咳嗽、咳痰

我们吸进的空气先进入肺部，然后运送至身体各部分被利用。人们现在普遍的状况是出门必须戴口罩，不戴口罩就觉得嗓子难受，好像有痰，想咳又咳不出来，这就是典型的空气污染造成的肺部不适。

肺开窍于鼻，直接与外界相通，所管辖的皮毛在身体的外层，很容易受邪侵，所以古人称其为"娇脏""清虚之脏"。这里所说的"娇"指的是娇嫩，"清虚"是清洁、空旷、干净的意思。肺作为人体重要的生命通道，清气进入、浊气排出，容不得有一丝一毫的阻碍。

皮肤灰暗，头发脱落

皮肤上的汗腺有调节体温和发散汗液的作用，皮肤还能抵抗细菌向体内入侵，并保护身体免受日光的损害。皮肤中储存的水分、脂肪、蛋白质、糖、维生素等物质，通过分泌与排泄作用，能调节体温并排泄一定量的废物。

中医理论认为"肺主皮毛"，肺能将人体吸收的津液和水谷精微运送到身体的各个部位，更能外达于皮毛，使皮肤看上去滋润、有光泽，头发也很柔亮。

1
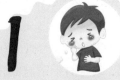

久咳伤肺

咳嗽本身并非坏事，它是身体的一种自然保护反应。通过咳，排出肺中痰浊，以宣畅气机；但久咳伤肺，会破坏肺脏的正常生理结构。这时，我们需要及时去修补受损的肺脏，而刺激肺经就是一种便捷的方法。

2

肺不好，皮肤亦不好

皮毛由肺的精气所生，皮毛为一身之表。皮毛包括皮肤与汗腺等组织，有分泌汗液、润泽皮肤和抵御外邪等功能。肺脏功能不好，分泌汗液、润泽皮肤和抵御外邪都会力不从心，皮肤自然也不好。

《灵枢·决气》说："上焦开发，宣五谷味，熏肤、充身、泽毛，若雾露之溉，是谓气。"

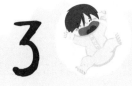

经常哭，伤肺气

常爱哭哭啼啼的人多半肺气虚，只能"呜咽"。悲伤的时候哭泣流泪是一种正常宣泄，对健康有利，但如果经常哭，就会损伤肺气。平时应注意补肺益气，可常吃人参、西洋参、党参、太子参、黄芪、白术、山药等。

及时调节寒温护肺脏

肺处于人体胸中最高的位置，中医称肺为"华盖"，形容肺像雨伞一样，是给五脏六腑挡风遮雨的。只要感受寒邪或过食冷饮都会对肺脏有伤害，所以及时调节寒温是保护肺脏和预防感冒的关键。

白萝卜治便秘

白萝卜对老年便秘有辅助治疗的作用。严重便秘时每天生吃半个白萝卜，坚持一周，便秘情况会明显改善。

声音低怯、嘶哑

古代的女子们总是举止温婉，说起话来也是细如蚊蚋，那是一种大家闺秀的气质。现实中不少人声音低微，即便是唱歌的时候也起不了调，大喊的时候也没别人随便一句话有冲击力。这类人气短乏力、面色苍白，看起来好像很累，打不起精神。中医认为，肺主声，肺气充足的人声音洪亮，而肺气虚弱的人声音低怯。若肺气闭塞，则导致人声音嘶哑或失声。

易患感冒

有那么一些人，只要身边的人得了感冒，他们肯定会被传染而生病。这些人的肺部经常受到外邪侵犯，容易盗汗自汗，经常感冒。

肺开窍于鼻，而鼻是呼吸出入的通道，所以肺气和，则鼻能辨别香臭；若肺有病，则会导致鼻塞、流鼻涕、嗅觉异常等症状。经常感冒的人应该注意锻炼身体，提高自身免疫力。

便秘

肺主升降，使津液输布至各个脏腑经络，大肠得到津液的濡养后，排便自然正常。反之，如果大肠得不到濡养，自然会干燥，排便不畅。肺与大肠互为表里，关系密切。如果肺失肃降，就会让大肠通降失常、传导阻滞，从而形成便秘。治疗的原则是宣肺理气，如食用桔梗、杏仁、牛蒡子等。

伤肺的坏习惯

　　肺是五脏中最娇嫩的，因此被古人形容为"虚如蜂巢"。护肺养肺，一要清洁干净，二要湿润有度，三要寒热适宜。如果肺失清净，浑浊不堪，气无居所，津液丢失，就会导致卫气不足，肌表失养，外邪便乘虚而入。

久卧伤肺

　　中医认为，气为人身之本，属阳喜动、布散四周，因而在正常情况下，气在体内是一刻不停地运行着的。若是气的运动减缓或受阻时，便为"气滞"，已属于病理状态。而卧为静，静则是动的反面，这与气属阳喜动的生理特性显然是背道而驰的。

　　自然界中的清气经肺弥散至血液，体内的浊气也通过肺排出体外，这条生命通道以动为主；而久卧少动之人，机体的呼吸功能就会减弱，导致清气摄入少，浊气积聚多，人就很容易出现缺血、缺氧。

经常吹空调

　　人体中肺为"娇脏"，为清净之地，主气布津、喜润恶燥，所以在自然环境中，容易伤害人肺的病邪就是燥热。中医称"燥气属秋"，秋季燥气可通过皮肤、肌表、口鼻，侵犯人体，耗津伤液，而出现口干舌燥、皮肤或毛发干枯、小便短少、大便秘结等诸多不适。

　　但在现代生活中，燥热已不仅仅见于秋季，其他各季也时有燥气伤肺的事例发生。这是因为现代人喜欢使用空调，会造成环境湿度的下降。

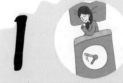

睡出来的疾病，通过睡眠调理

正确的睡眠时间和方法十分重要，那就是睡好子午觉。顺应天时好好睡子时觉，可以补养体内阴气；而午时是一天当中自然界阳气最盛的时候，如果此时顺应天时午休 20 分钟，则可以补养体内阳气。

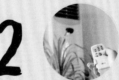

空调污染易伤肺

空调通风管道里的细菌都是会从冷气口里跑出来的，人呼吸过后自然会受感染，肺为娇脏，是特别容易受邪的脏器。

《素问·五脏生成》说："诸气者，皆属于肺。"

空气干燥，少食辛辣

北方秋季天高气爽，湿度小，空气干燥。人易出现咽干、干咳等症状，这是由于燥邪伤肺所导致的现象。此时，应少吃辛、辣食物，如葱、姜、辣椒、胡椒，防止辛温助热，加重肺燥症状。

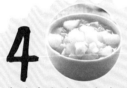

哮喘患者宜远离高脂食物

哮喘患者，建议少吃脂肪含量高的食物，多吃梨、荔枝和银耳等。一项研究测试表明，让哮喘患者吃过高脂餐并随后使用哮喘药物吸入器，肺功能改善效果只有1%，而那些吃低脂餐者的肺功能却有4.5%的改善。

爱吃辛辣食物

现如今，还有一种不良的生活方式也在助长燥热之气，那就是过于辛辣的饮食。可能是现代人的生活工作非常紧张与疲惫，急需一种强烈的刺激与宣泄的缘故，很多人几乎到了无辣不欢的程度。

中医认为，辛辣入肺，行气化湿，比较适合盆地、山区、潮湿之地的人食用。居住于干燥地带的人们大量食用，就会严重损耗肺中的津液。若再大量饮酒，大声喧哗，鼻子、口腔、气管中的水液便会迅速脱失，造成体内津液不足，肺失所养。

饮食油腻，没有节制

中餐的特点之一就是油多，大多菜都要放油炒一炒；很多人忙于工作，饮食无常，就等晚上这一顿好好犒劳自己；还有无数的应酬，大口喝酒，大口吃肉……这些不良的生活方式与养肺的原则是完全相反的，更不利于肾脏的排毒。

肺的肃降无力，容易导致肾阴、肾水不足，时间久了会造成肾阴虚，皮肤干燥、目涩目昏、齿松发白等，就像久旱的植物。根基不牢，骨骼不壮，腰膝酸软等症也就随之出现了，高血压、高血糖、高脂血症等的出现也与此有关系。所以治疗这些疾病的时候，多配合一些调节肺气的穴位按摩，帮助肺气肃降，增强能量代谢。

排毒按摩法

在中医理论中，凡被冠以"太"字的，作用大多十分重要，地位非常显赫，如太阴经脉便是体内阴气旺盛之经。而且，太阴经又位于三条阴经的最表层，故中医领域有"太阴为开"之称。手太阴经通于肺，五脏中肺主气，司呼吸，重在宣发与肃降，呼吸、宣发、肃降，其实开的就是肺气。

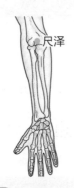

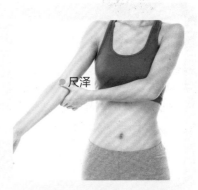

精准定穴：在肘部，肘横纹上，肱二头肌腱桡侧缘凹陷中。

按摩方法：弯曲拇指，以指腹按压尺泽穴，左右手每次各按压3分钟。

清肺热，润喉咙——按摩尺泽穴

肺部疾病最怕火，因为五行之中火能克金，这火按照现代的说法就是炎症。所以中医治疗此类病症，常以清泻肺热驱邪而出，若采用经穴治疗，可选择肺经上的尺泽穴。

尺泽穴五行中属水，为肺经的子穴，五行中金气可化水，水液经肺气的肃降而下注于肾，故中医常说"虚者补其母，实者泻其子"。治肺金之病从肾水而走，所以在临床上凡属于肺热壅阻之症，如发热、咳嗽、咯血、痰黄、气喘、咽喉肿痛等，都可按揉拍打此穴，以收清肺泄热、润喉利咽之功，且效果颇佳。

沐浴后将毛巾卷起，以画圈的方式按摩手臂，可对尺泽穴及其临近的诸多穴位进行刺激。每天坚持用拇指按揉尺泽穴，能够增强呼吸系统机能，降低咳喘等疾病的发病率。

哮喘、感冒都能治——按揉孔最穴

　　哮喘急性发作时，可用力按揉孔最穴数分钟，以减轻和缓解哮喘症状；感冒时可在孔最穴及其周围轻轻刮几分钟，当痧慢慢透出时，感冒症状就会很快得到控制。

　　孔最穴还有一项特殊功能，那就是调节体表毛孔的开合、汗液的分泌，被誉为治"热病汗不出"之第一要穴。中医认为，汗为津液，由肺气宣发而出，所以人体若为外邪所感、肺气不宣，就会出现发热恶寒、身痛无汗的症状。此时即可通过按摩孔最穴，发汗解表，以宣肺气。

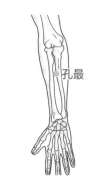

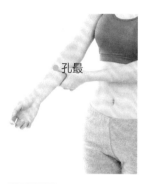

精准定穴： 在前臂内侧面，腕掌侧远端横纹上 7 寸，尺泽与太渊连线上。

按摩方法： 每次用拇指指腹按压孔最穴 3 分钟。

咳嗽、哮喘——点按太渊穴

　　太渊穴，位于腕横纹上桡动脉的外侧。在手太阴肺经中，太渊穴既是该经的腧穴，又为肺的原穴。经络学中所说的腧穴，是指那些位于腕（踝）关节附近，具有水流（气血）灌溉运输作用的穴位。而原穴则是指脏腑经络中元气驻留的部位，是气血的源头。因此，刺激太渊穴，既可激发深藏于体内肺经中的元气，并向外输送，也能利用该穴来观察体内肺经和肺脏的病变，以做诊断。

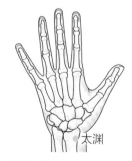

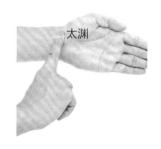

精准定穴： 在腕部，桡骨茎突与舟状骨之间，拇长展肌腱尺侧凹陷中。

按摩方法： 用拇指（或食指）指腹用力点揉太渊穴 3 分钟，直至穴位处有酸胀感，能很快缓解咳喘，每次 3 分钟。

排毒食疗方

每天呼吸新鲜空气可以改善呼吸机能，增强肺部呼吸交换功能，所以，平时可以去逛逛附近的公园，还能锻炼身体。平时吃些清肺润肺的食物，少吃辛辣的食物，就能帮自己好好养肺。

多酸少辛最适宜

辛味食物指的是具有发散、行气功效的食物，大部分的辛味食物都能刺激食欲、健脾开胃。很多辛味食物都可以作为调料使用，如常见的葱、生姜、蒜、辣椒、香菜、芥末、胡椒、洋葱、茴香等。辛味食物最突出的特点就是它的气味，入肺和大肠，能宣发肺气。辛味食物能让气血流动起来，让人的身体生机勃勃，如女性痛经服用胡椒红糖水，就觉得肚子里热热的；感冒的时候，喝碗葱姜茶，就会感觉身体暖和起来了；天气特别冷的时候，在汤里加一点辣椒油，既提味又驱寒。

然而，过犹不及，中医认为，饮食不当是诱发"秋燥"诸症的重要原因。在秋季，人们可通过食疗来"除秋燥、养肺阴"，比如，适当多吃梨、荸荠、蜂蜜、银耳、苹果、葡萄、萝卜、莲藕、百合、冰糖、鸭肉等滋阴润燥的食物。

酸味收敛肺气，辛味发散泻肺，所以饮食还要多酸少辛。秋天的特点是"燥"，当空气中湿度下降，肺、皮肤、大肠等部位就会出现以"燥"为特征的疾病。所以秋天应吃些酸味的水果，如山楂、柠檬、柚子、苹果等。

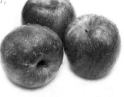

荸荠： 具有清热生津、凉血解毒的作用，富含膳食纤维，可促进体内糖、脂肪、蛋白质三大物质代谢。

苹果： 所含的膳食纤维，有利于胃肠蠕动，有助于排毒。

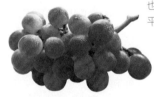

葡萄： 含有的果酸能提高肠胃消化功能，也能维持肠道菌群平衡。

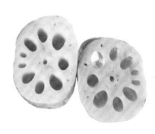

莲藕： 富含膳食纤维和黏液蛋白，不仅能促进肠蠕动，从而帮助体内毒素通过粪便排出，还能抑制人体吸收胆固醇或甘油三酯等脂类物质。

白色食物让你呼吸顺畅，睡得香

五行中，白属金，入肺，质轻不黏，偏重于益气行气。按照中医"肺为水之上源""肺与大肠相表里"，以及五行中火能克金、金可耗火的理论，白色食物特别是白色的水果蔬菜，大多具有清热、利水、通肠、排便、化痰等功效。

常见且有效的白色食物莫过于白萝卜和梨，我国民间称"十月萝卜小人参"。中医认为，白萝卜味辛、甘，性凉，入肺、胃经，具有宽胸舒膈、健胃消食、除痰止咳、润燥生津、解毒散瘀、通利二便等功效，尤其适合肺气肿患者和肺热的人。

吃梨清肺已经有相当长的历史。相传唐朝宰相魏徵的母亲，有一次患了咳嗽病，但老太太厌医拒药，导致病情加重。无奈之中魏徵想起母亲爱吃梨，于是将药与梨同煮熬膏终使其病愈。这便是"药梨膏"最早的起源。

中医认为，梨性寒，味甘，入肺、胃经，有生津解渴、润肺去燥、止咳化痰、养阴降火、利咽生津等功效。民间称梨"生者清六腑之热，熟者滋五脏之阴"，因此，梨榨汁生吃能清热泻火，治疗咽喉疼痛、便秘尿赤等症。梨加冰糖蒸熟食之，可滋阴润肺，止咳祛痰，保护咽嗓。

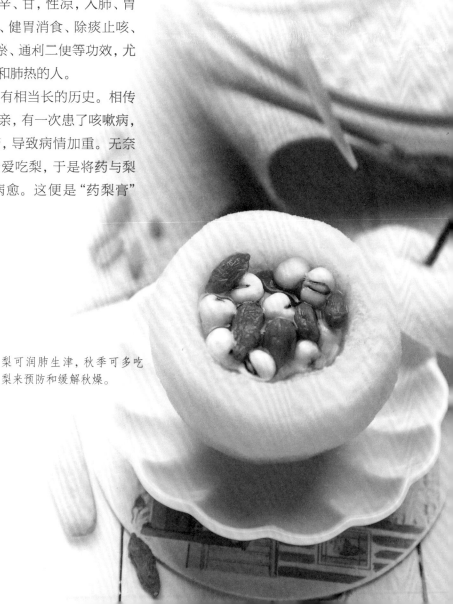

梨可润肺生津，秋季可多吃梨来预防和缓解秋燥。

葱爆酸甜牛肉

原料：

牛里脊肉 350 克，大葱 150 克，彩椒、生姜、白糖、醋、料酒、酱油、葱花各适量。

做法：

1. 大葱、生姜切丝；牛里脊肉剔去筋膜，洗净，切片；彩椒洗净，切丝。

2. 牛里脊肉片加料酒、酱油、白糖、姜丝抓匀。

3. 油锅烧热，放入牛里脊肉片、葱丝、彩椒丝，倒入醋，翻炒至熟，撒上葱花即可。

功效分析：

大葱具有发表通阳、解毒调味的功效，另外，大葱还可以增强食欲。

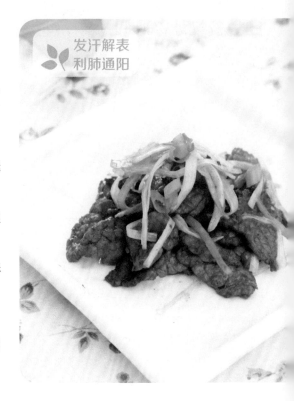

发汗解表
利肺通阳

暖胃驱寒
补气滋阴

生姜红枣粥

原料：

生姜 10 克，粳米 50 克，红枣 5 颗。

做法：

1. 粳米淘洗干净；生姜切碎。

2. 红枣洗净，去核。

3. 将所有材料放入锅中，加适量水熬煮成粥即可。

功效分析：

生姜性温，能有效地缓解因寒凉食物摄入过多引起的腹胀、腹痛、腹泻、呕吐等症状。煮粥时加些生姜，有助排出寒毒，十分暖胃。

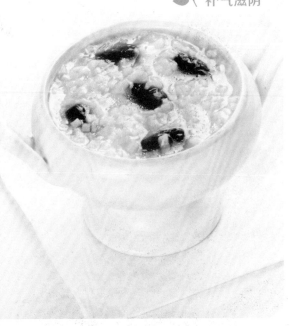

蒜蓉茄子

原料：

茄子 1 个，胡萝卜半根，香菜 15 克，蒜、酱油、香油、白糖、盐各适量。

做法：

1. 香菜洗净，切段；胡萝卜洗净，切丝；蒜切碎，剁成蒜蓉。

2. 将茄子放入盐水中浸泡 5 分钟，捞出切成条，将茄子条放入热油中炸软，捞出。

3. 油锅烧热，放入茄条、胡萝卜丝、酱油、白糖、盐，翻炒均匀。烧至入味后，淋上香油，撒上香菜段和蒜蓉。

功效分析：

大蒜对腹痛、百日咳等症状有缓解作用。

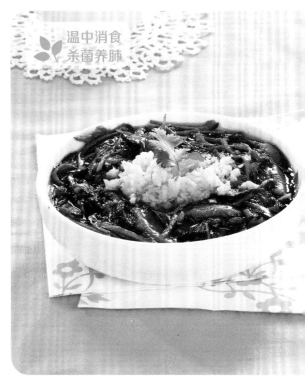

温中消食
杀菌养肺

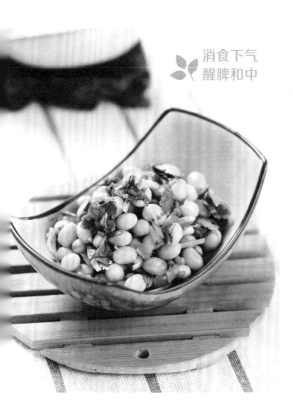

消食下气
醒脾和中

香菜拌黄豆

原料：

香菜 20 克，黄豆 50 克，花椒、生姜、香油、盐各适量。

做法：

1. 黄豆洗净，泡 6 小时以上；生姜切丝。

2. 将泡好的黄豆加花椒、姜丝、盐煮熟，凉凉。

3. 香菜洗净，切碎，拌入黄豆中，加香油调味即可。

功效分析：

香菜味辛，具有辛香升散的功效，能助肺、脾排毒。在家常菜中加一点香菜就能提味，常吃能促进食欲，有助于开胃醒脾。

柠檬饭

原料：

粳米 200 克，柠檬 1 个，盐适量。

做法：

1. 柠檬洗净，切成两半，一半切末，一半切成薄片。

2. 粳米淘洗干净，放入适量水和盐焖煮。

3. 饭熟后，装盘，撒上柠檬末，周围环绕柠檬片装饰即可。

功效分析：

天气湿热时，如果饮食不节，就会导致体内湿气日盛，因而生痰。痰多咳嗽、咽喉不适时，将柠檬饭作为主食加以调养，能有效排出湿毒。

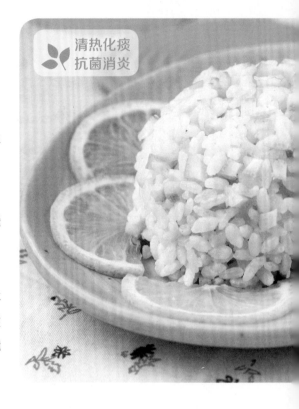

清热化痰
抗菌消炎

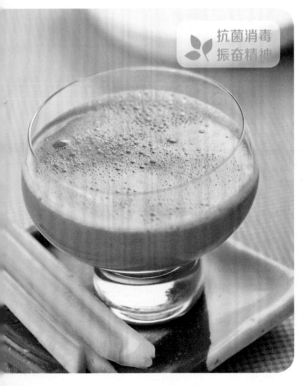

抗菌消毒
振奋精神

葡萄柚芹菜汁

原料：

芹菜 1 根，葡萄柚 1/2 个，胡萝卜 1/2 根。

做法：

1. 芹菜择洗干净，切段。

2. 胡萝卜、葡萄柚分别洗净，去皮，切成小块。

3. 将芹菜段、胡萝卜块、葡萄柚块放入榨汁机，加适量水榨汁即可。

功效分析：

研究发现，每天饮用葡萄柚汁的人很少出现呼吸系统疾病。尤其当出现感冒、喉咙疼痛等肺毒症状时，此饮能起到缓解作用。

苹果玉米汤

原料：

苹果 2 个，玉米 1 根，盐适量。

做法：

1. 苹果、玉米分别洗净，切成小块。

2. 把苹果块、玉米块放入锅中，加适量水，大火煮开。

3. 转小火煲 30 分钟，加盐调味即可。

功效分析：

苹果味甘、微酸，具有生津止渴、润肺除烦、健脾益胃、养心益气、润肠止泻等功效，能助肺排毒，使皮肤变得滋润，有弹性。

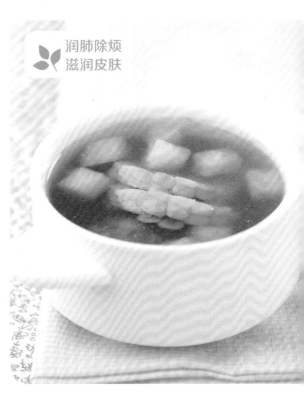

润肺除烦
滋润皮肤

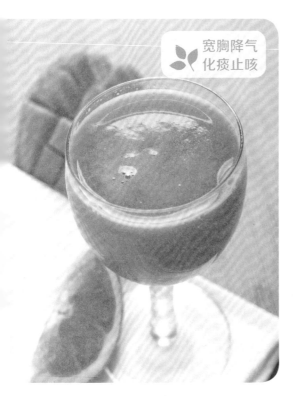

宽胸降气
化痰止咳

芒果橙子汁

原料：

芒果、橙子各 1 个。

做法：

1. 芒果洗净，去皮，去核。

2. 橙子洗净，去皮，去籽。

3. 将芒果肉、橙子肉切成小块，放入榨汁机，制作完成后倒出即可。

功效分析：

中医认为，橙子味甘、酸，入肺经，具有生津止渴、开胃下气的功效。对于支气管炎患者来说，橙子是很好的排肺毒食物。

猪肉萝卜汤

原料：

猪肉 300 克，白萝卜 200 克，葱花、姜片、盐各适量。

做法：

1. 猪肉、白萝卜洗净切块。

2. 油锅烧热，爆香葱花、姜片，放入猪肉块煸炒，加盐调味。

3. 加适量水烧开后，转小火将猪肉块炖烂。

4. 放入白萝卜块，炖至熟烂即可。

功效分析：

冬天常有燥热痰多、咳嗽不止等肺毒症状出现，喝些猪肉萝卜汤既能润肺止咳，又能暖身滋补。

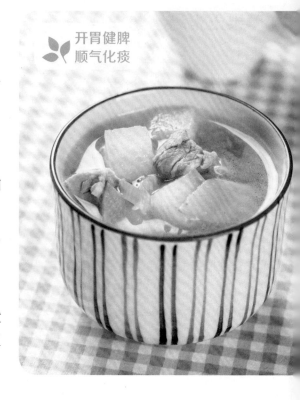

开胃健脾
顺气化痰

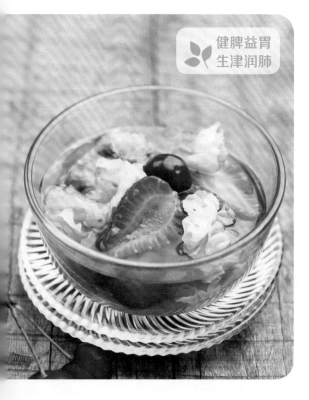

健脾益胃
生津润肺

银耳羹

原料：

银耳 50 克，樱桃、草莓、核桃仁、冰糖、淀粉各适量。

做法：

1. 银耳洗净，切碎；樱桃、草莓分别洗净，草莓对半切块。

2. 银耳加水大火烧开，转小火煮 30 分钟，放入冰糖、淀粉，稍煮片刻。

3. 放入樱桃、草莓块、核桃仁，煮开后凉凉即可。

功效分析：

银耳具有强精补肾、滋阴润肺、补气和血的功效。

牛奶洋葱汤

原料：

鲜牛奶 300 毫升，洋葱 1 个，盐适量。

做法：

1. 洋葱去蒂，洗净，切丝。

2. 油锅烧热，放入洋葱丝炒香，加水，小火熬煮。

3. 待洋葱软烂后，放入鲜牛奶，煮沸后加盐调味即可。

功效分析：

牛奶能补虚损、健脾益胃、生津润肠，能促进肠道内的毒素排出。儿童和老年人应该多喝牛奶，以强健身体。

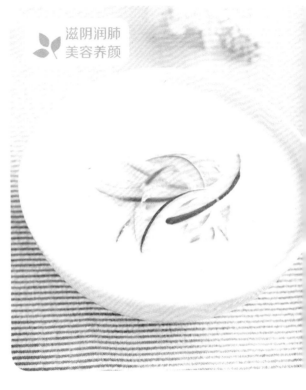

滋阴润肺
美容养颜

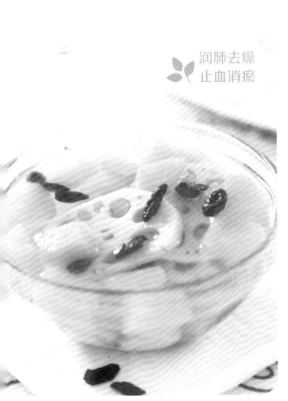

润肺去燥
止血消瘀

冰糖藕片

原料：

莲藕 1 节，枸杞 20 克，菠萝、冰糖各适量。

做法：

1. 莲藕、菠萝分别洗净，去皮，莲藕切片，菠萝切块；枸杞洗净。

2. 将莲藕片、菠萝块、冰糖放入锅中，加适量水熬煮。

3. 快熟时倒入枸杞，煮熟即可。

功效分析：

莲藕生食能清热润肺、凉血行瘀，是排肺毒、瘀毒的佳品。感冒、咳嗽的人不妨试试冰糖藕片。

银耳百合豆浆

原料：

黄豆60克，银耳、鲜百合各10克，香蕉1根，冰糖适量。

做法：

1. 黄豆用水浸泡10小时；银耳泡发，择去老根及杂质，撕成小朵；鲜百合剥开，洗净，去老根；香蕉去皮，切成小块。

2. 将黄豆、银耳、百合、香蕉块放入豆浆机中，加水至上下水位线之间，打成汁后过滤，加冰糖搅拌均匀即可。

功效分析：

百合有润燥清热的功效，能排肺毒、热毒，常用来缓解肺燥、咳嗽等症状。

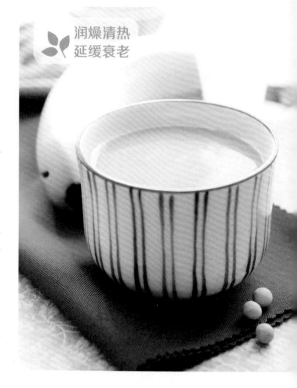

润燥清热
延缓衰老

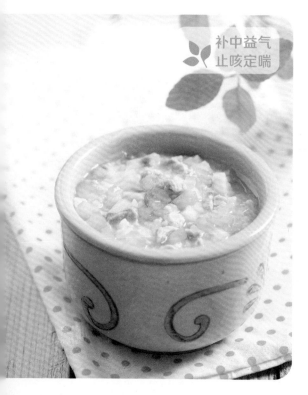

补中益气
止咳定喘

山药鸡肉粥

原料：

山药、粳米、鸡脯肉各100克，芹菜、料酒、盐各适量。

做法：

1. 山药洗净，去皮，切丁；芹菜择洗干净，切成小粒。

2. 鸡脯肉剁碎，加适量料酒搅匀。

3. 粳米淘洗干净，加适量水熬煮；粥快熟时，放入以上材料，再煮10分钟，加盐调味即可。

功效分析：

山药能健脾益气、止咳定喘，感冒多发的秋冬季节，多吃山药可有效排肺毒。

冬瓜鲤鱼汤

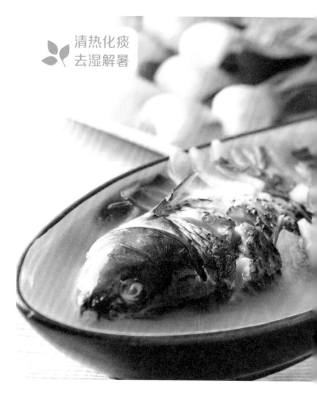

清热化痰
去湿解暑

原料：

鲤鱼 1 条，冬瓜、青菜各 100 克，生姜、盐各适量。

做法：

1. 冬瓜洗净，切片；鲤鱼收拾干净，在鱼身上划几刀；青菜洗净；生姜切片。

2. 锅中加水烧开，放入鲤鱼和姜片，烧开后撇去浮沫。

3. 放入冬瓜片，加盖，中火焖煮 10 分钟左右，取出姜片，放入盐、青菜，煮 2 分钟即可。

功效分析：

冬瓜具有清热化痰、除烦止渴、消除水肿的功效，冬瓜皮尤其能排湿毒、去水肿。

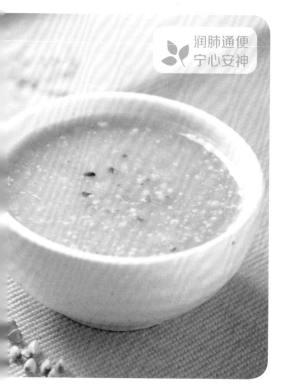

润肺通便
宁心安神

燕麦糙米糊

原料：

燕麦 40 克，糙米 30 克，黑芝麻粉 20 克，红枣 15 克，枸杞、小粒冰糖各适量。

做法：

1. 糙米淘洗干净，浸泡 10 小时。

2. 枸杞、燕麦分别洗净；红枣洗净，去核。

3. 将除冰糖外的所有材料倒入豆浆机中，加水至上下水位线之间。

4. 搅打成糊后倒出，加冰糖调味即可。

功效分析：

燕麦具有很高的营养价值和很好的美容效果，能增加皮肤活性，减少皱纹和色斑等毒素沉积症状。

第六章

排肾毒

——"青春不老"的秘诀

五脏之中肾属水，为生命之根。大树再茂盛也要藏住根，藏得住，用的时候才拿得出，所以肾主封藏。人体的先天之精源于父母，后天之精是脾胃等脏器化生水谷精微所得，而这一切都封藏于肾，用于人的生长、发育、生殖。养好这棵树，人就能青春常在，厚积薄发。

肾调控着人体的"气"

很多人一提到补肾就不好意思，还总觉得补肾都是男人的事儿。其实，男女都要补肾。对肾了解得越多，养护得越细心，人就活得越好。这是为什么呢？我们仔细看看接下来的内容。

肾，作强之官

《素问·灵兰秘典论》记载："肾者，作强之官，伎巧出焉。"有学者指出，这里的"强"指的是"弓"，而制作弓是一件非常需要才技的事情。可以理解为：肾是精力的源泉，有了它，智慧和技巧才能够发挥。

而"人物化生，选化形容"，更是直接指向了肾造化生命的功能。按照中医的说法，五脏中肾主生长、发育与生殖，只有肾气充盛，人才能筋骨强健、动作敏捷、精力充沛，去完成自己的生殖孕育功能，延续生命。

肾藏精气，供养脏腑

《素问·六节藏象论》中说："肾者，主蛰，封藏之本，精之处也。"五脏中肾的主要功能是藏精，即储存和封藏人体中的精气。

肾的所藏之精，从其功能而言，泛指体内所有的精华物质，如气、血、津液、水谷精微等，统称为精气，狭义上则专指人的生殖之精。从其来源而言，先天之精来源于父母，后天之精由脾胃等脏器化生水谷而来，所以在中医中，精是构成人体和推动人体生命活动的基本物质。

肾精所化之气，直接决定着人的生长、发育和生殖能力的强弱。年轻时，肾中精气旺盛充沛，男子就能排出精液，女子可按时来月经，以繁衍后代。而进入老年后，随着肾中精气的日渐衰退，人的性机能和生育能力，便会逐步下降直至消失。

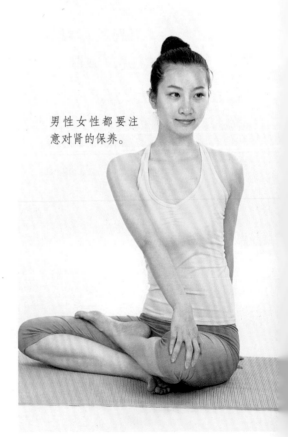

男性女性都要注意对肾的保养。

肾越好，生殖功能越强

《素问·金匮真言论》说："北方黑色，入通于肾，开窍于二阴。"二阴，即前阴、后阴，它们在中医中皆属肾之窍。前阴是男女外生殖器与尿道口的总称，其主要功能是排泄尿液，男子释放精液，女子月经下泄、分娩胎儿；后阴则指的是肛门，体内的粪便糟粕经此排出。由此可见，人的生殖功能，以及尿液和粪便的排泄，皆与肾有着紧密的关系。

由于肾藏精，为封藏之本，肾的固藏功能的强弱，直接影响着尿道、阴道、肛门的开泄与闭合。所以中医治疗小便失禁或癃闭，大便排泄异常，以及男性遗精、早泄，女子带下等病症，常从肾着手，其依据就在此。

想长寿，就要让"生命之根"强壮有力

中医认为，肾为先天之本，是生命之源。人体的阳气主要是与生俱来的，所以跟秉赋有很大关系。人体阳气的盛衰往往跟肾气的盛衰有密切关系。所以，人的生长发育、生殖、体质强弱、寿命长短都与肾脏有关。

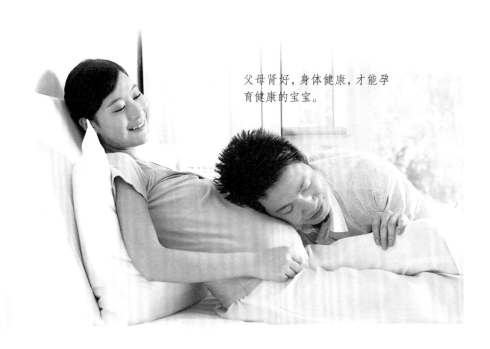

父母肾好，身体健康，才能孕育健康的宝宝。

哪些症状表明你的肾"中毒"了

　　肾和月经、性功能、孕育下一代都有千丝万缕的联系，如果肾不好了，这些身体功能都会受影响。当这些影响在体表上有所表现，人们就要提起精神，好好应对了。

眼圈发黑，没有精神

　　中医理论中，肾主水运，管理体内的水液运行。当肾脏堆积毒素后，肾脏功能受损，排出多余水液的能力随之降低。表现在眼睛上就是黑眼圈，表现在身体上就是水肿，尤其是面部情况比较严重。

　　中医讲究"精气神"，缺一不可。人的肾功能不好时，水液的代谢就会出现问题，很多废物难以排泄出去，人体会出现精神不振、疲劳、乏力等症状。

　　当身体给我们这些提示的时候，千万不要掉以轻心。一两天的无精打采、浑身乏力可以通过睡眠、运动、听音乐等方式进行调整，但长期处于这种状态中，一定要去医院检查。

月经量少、时间短、颜色暗

　　月经的产生和消失、经期长短、月经量多少及颜色，都是肾功能是否旺盛的表现，如果肾脏中有很多毒素，经血就会减少。有这种症状的女性要注意，应及时到医院检查。在饮食上，注意补肾，兼补气血，把月经调好，就是把自己的状态调好。

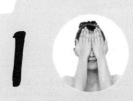

1

热敷改善黑眼圈

如果早晨起床眼圈发黑，可将双手对搓至热，快速用手掌心按压双眼热敷，如此反复十余次，每天数遍。

2

经血不畅宜保暖

肾虚精血不足会导致月经过少，致使寒气、寒邪侵入机体，血寒凝滞，则会经血运行不畅。因此，要注意保暖，保养肾脏。

《素问·阴阳应象大论》说："北方生寒，寒生水，水生咸，咸生肾，肾生骨髓，髓生肝，肾主耳。"

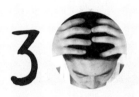

要养发，补肾 + 养肝

想治脱发、白头，注意养肝补血。要多吃补肾和养肝的食物，二者搭配，对症治疗，才能取得更好的效果。

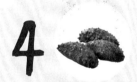

补肾食材

男性可以根据自己的体质状况，选择一些补益肾脏的饮食，比如可以多吃一些海参、墨鱼、雪蛤、泥鳅等。

大量脱发

毛发的生长全赖于精和血，肾藏精，故有"其华在发"的说法。毛发的生长、润泽不仅依赖于肾中精气，而且亦有赖于血液的濡养，故有"发为血之余"之说。脱发的原因很多，虚实夹杂，但大多数是肝肾阴虚。青壮年精血充盈，则发长而光泽；老年人精血多虚衰，毛发变白而脱落。而未老先衰，头发枯萎，早脱早白者，则与肾中精气不足和血虚有关。

腰酸

中医认为，"腰为肾之府"。其中，"府"即"腑"，有库府的意思。六腑的主要生理功能是受纳、腐熟水谷，泌别清浊，传化精华，将糟粕排出体外。人们常说腰不好就是肾不好，也是出于这方面的认知，但这并不是必然的。人感觉腰酸的时候，首先考虑是肾虚、肾气不足。如果在腰酸的时候，伴随头晕、耳鸣等症状，那么就需要及时就医，这并不是运动或劳动导致的生理性酸痛。

伤肾的坏习惯

长期喝酒固然伤肾，但能够戒酒的人少之又少。想要养生，怎能不拿出些行动来？但某些坏习惯不好戒，要循序渐进地改。

长时间不良坐姿

现代医学中脊髓所处的位置，是中医中督脉的主要循行路线，而督脉将人的大脑这个"髓海"，与生命之本"肾"紧密相连，因而中医中有"腰为肾之府""脊为肾之路"的说法。伤在骨髓、脊柱者，看似病在骨髓、颈胸腰脊，实际上最终受到伤害的，还是人的肾气。

按照中医理论，人的骨脊均为肾精所化，它的生长、发育、修复，没有一样离得开肾精的滋养和充填。骨脊是肾气向外的自然延伸和扩展，若骨脊为外力、疾病所伤，其症必然顺势而入，伤及于肾。

用脑过度

长期以来，中医将人的神智、思维、意识功能的主要部分归之于心，而现代科学认为这种功能是归属于大脑的。其实这并不矛盾，中医称"脑为髓海"，髓生于肾，神作为人体生命活动的最高形式，它的物质基础就是精和血。精归肾藏，血由心主，由精所化；因而精神是精在前、神在后，先有精、后有神。况且人的心智和神明，还需要心肾相交、水火既济，才能正常运行。

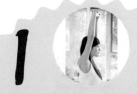

1

不要久坐，常按摩

坐 40 分钟到 1 个小时，就应该站起来伸伸腰、踢踢腿，或者两手背在身后并交叉握住，适当拍打腰部肌肉。晚上睡觉时，可以按摩一下腰部，长期坚持，对肾脏的保健很有好处。

2

劳逸结合消疲劳

高强度脑力劳动后，调养的方法首先是睡眠。通过休息来缓解大脑的疲劳、健强脾胃的消化功能，这也是解决问题的关键。还有一种方式是运动，运动是体力劳动的一种，体力与脑力之间有一种互相抵消的作用。

《素问·金匮真言论》说："夫精者，生之本也。"

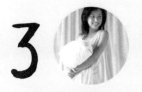

3

酒后房事不可取

临床所见阳痿、早泄、月经不调等病，常与酒后房事有关。现代医学认为，长期的"醉以入房"，会使人体免疫系统的调节功能减弱。

酒后性生活

饮酒之人自我感觉良好，容易纵欲，损伤身体在所难免。饮酒后肝、肾正自空虚，如果此时行房事，力有不及不说，还会使虚者更虚，这可是养生的大忌。因此，乘酒纵欲正是中医理论体系中重要的病因之一。

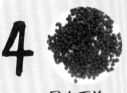

4

因人而治

中医最大的特点就是强调因人而异。肾虚主要分为肾阳虚、肾阴虚，分型不同，治疗的原则也不同。即便是经典的补肾药——六味地黄丸，也不是对所有人都适用的。

滥用补肾药

提到肾虚，在很多人印象里，意味着身体的严重虚损，还隐喻着性功能遭受损伤。但是中医所说的肾虚，其实是一个比较广泛的概念。

中医认为，人的机体往往会由于先天不足、后天失养，或者久病失调、过度劳累等原因而造成肾气损伤，从而导致肾虚。补肾一定要辨明阴阳，否则，不仅无益反而有害。

5

憋尿害处大

经常憋尿的人，要立刻改变自己的生活习惯。已经尿路感染的人，除在医生的嘱咐下服用药物之外，日常生活中一旦有尿意，最好赶快去洗手间。

经常憋尿

憋尿其实很常见，尤其是学生、司机、游客等群体。但憋尿是有危害的，程度较轻的憋尿会造成尿路感染，程度较重的会导致肾功能不全。临床显示，尿路感染的患者常因早期治疗不及时、不彻底，而错过最佳治疗时机，严重影响了肾功能。

排毒按摩法

不论男女都要好好养肾。尤其是青壮年和老年人，空闲时间按按揉揉，方便且安全可靠。

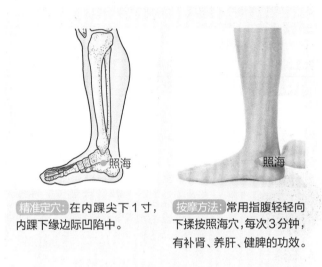

照海

照海

精准定穴： 在内踝尖下1寸，内踝下缘边际凹陷中。

按摩方法： 常用指腹轻轻向下揉按照海穴，每次3分钟，有补肾、养肝、健脾的功效。

告别咽痛和失眠——按揉照海穴

肾，属水火之脏，为少阴之经，内藏有元阴、元阳两气，而照海穴，就是这水脏中的火、阴经中的阳。在经络中，照海穴还是"八脉交会穴"之一，与阴跷脉相通。

奇经八脉中的阴、阳跷脉，这阴、阳两字分别代表着体内的阴、阳二气，而"跷"字则是举足跨高的意思，故该穴大多分布于足的内、外踝处，其主要职能是协调和平衡体内的阴、阳两经。因而照海穴，除了具有滋阴降火、补肾益气、通调三焦的作用外，还参与阴、阳的平衡，宁神助眠。

照海穴与足外踝尖下缘凹陷处，属足太阳膀胱经中与阳跷脉相通的"八脉交会穴"之一的"申脉穴"遥相呼应，被人戏称为"夫妻穴"。

五脏六腑中肾与膀胱，经络中少阴肾经与太阳膀胱经相表里，因而中医泻肾经之实，往往是从膀胱经而走。所以在临床上可以照海穴或与申脉穴相配合，主治咽喉干燥、疼痛不适、声音嘶哑、失眠、水肿、尿潴留、尿路感染、月经不调、带下、阴茎异常勃起等症。

让肾脏充满活力——刮太溪穴

经络学中的太溪穴，既是足少阴肾经的腧穴，又是肾之原穴。腧穴为本经经气汇聚之地，起着向外输送少阴精气、滋阴补肾的作用。原穴则是肾中元气居住的地方，按中医的说法，气，尤其是肾中的元气，是推动人体生命活动的基本动力。由此可见，该穴在肾经中的作用非同小可。

而且，太溪穴为两穴合一，肾经之气最旺，具有"滋肾阴、补肾气、壮肾阳、理胞宫"的功能。也就是说，只要是肾虚不足之证，皆可取太溪穴而治。

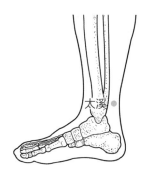
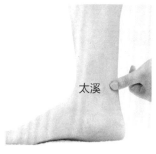

精准定穴： 在踝区，内踝尖与跟腱之间的凹陷中。

按摩方法： 用指腹由上往下刮太溪穴，每日早晚左右足各刮3分钟，可调节和缓解肾炎、膀胱炎、遗尿、遗精等病症。

不花钱的长寿法——按摩涌泉穴

水为生命之源，是维持人体生存与健康的根本保证，人的一生都离不开水。涌泉穴属足少阴经的"井穴"。经络中凡被称为"井穴"者，都位于肢体的末端，就如同一股股刚从地下涌起的泉水，由井中冒出。肾作为人体阴阳、精血之根，它的经脉起始于足底，生命之水从这里喷涌而出，故得"涌泉"之名。

推搓涌泉穴能治昏迷、休克、窒息、头痛、眩晕、精神萎靡、高血压；心悸、失眠，咽喉疼痛，皮肤干燥、粗糙、衰老，阳痿遗精、不孕不育，足部冻疮、皲裂等症。

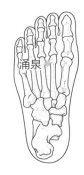
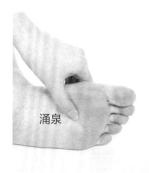

精准定穴： 在足底，屈足卷趾时足心最凹陷处。

按摩方法： 可用手掌摩擦、拍打涌泉穴，也可用拇指指腹按揉涌泉穴，以脚心发热为宜。

排毒食疗方

不少人一听说自己肾不好就开始吃药，但是，是药三分毒，能不吃药就不吃药，能少吃药就少吃药。中医讲究药食同源，老祖宗给我们留下来的养生宝典足够我们研究学习了。

咸味入肾，但要少吃

肾有调节水液代谢的作用。摄入适量的咸味食物，能增强人的肾气。咸味食物能调节人体细胞和血液渗透压平衡及水盐代谢，增强体力和食欲。因此，在呕吐、腹泻及大汗后，适量喝点淡盐水，可防止体内微量元素的缺乏。

实际上，我们的盐摄入量严重超标。世界卫生组织建议，盐的摄入量每人每天应在 6 克以下。

长期高盐饮食会导致心脑血管疾病、糖尿病、高血压等。大约 80% 的肾脏病患者也是高血压患者，而这种肾脏病合并高血压患者，80% 是容量依赖型高血压，即其体内钠离子浓度过高。因此，所有的肾脏病患者都要低盐饮食。

《素问·生气通天论》中记载："味过于咸，大骨气劳，短肌，心气抑。"这其中的大骨指的就是肾，因为中医认为肾主骨。人若过食咸味，会导致肾气、骨骼的受损，出现肌肉萎缩无力、胸闷心悸等异常。

一旦人的肾阳受损、命门火衰，再者，心火受到压抑，气血、津液的循环就会出现紊乱与失调，滋生疾病。此时，就应减咸增苦，以平衡水火两脏；或食辛热，以宣肺气、通调水道、充实肾气。

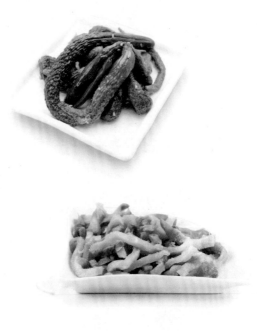

腌制食品属于高钠食物，如果长期进食的话，会导致盐分摄入过多，从而影响身体的水盐平衡，引起血压波动，还会对肾功能造成损害，加重肾脏负担。

黑色食物让你大脑灵活精力旺

五脏中，心为君主之官，主人神明，受血而养，同时，肾又藏精、生髓，上输于脑，而成"髓海"。因此，作为人体生命运动最高形式的"神明"，其最重要的物质基础就是精和血，而且精能化血，所以中医认为，凡能补肾生精者，都可滋养人之大脑，其中最为著名的补肾佳品就是黑芝麻。对学生和脑力工作者来说，黑芝麻是很好的食物。将黑芝麻磨成粉，搭配一些糯米粉和白糖，就是自制的黑芝麻糊，既健脑益智，又能当作简易早餐。

黑色主水，入肾，因此，常食黑色食物可补肾。黑芝麻、木耳、紫菜等的营养保健和药用价值都很高，它们可明显减少动脉硬化、冠心病、脑中风等疾病的发生率，对流感、慢性肝炎、肾病、贫血、脱发等均有很好的疗效。

根据中医文献记载：黑豆，味甘，性平，可入脾、肾两经，具有补肾强身、健脾利水、调中下气、活血消肿、乌发润肤、抗衰老等多种功效，特别适合肾虚者，或脾肾两虚者食用。如果按照《黄帝内经》中"肾，其位在北，其色为黑，其味为咸，其气为腐"的理论，食用经过发酵后的黑豆、豆腐，补肾效果更佳。

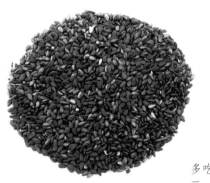

黑芝麻

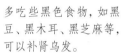

多吃些黑色食物，如黑豆、黑木耳、黑芝麻等，可以补肾乌发。

紫菜

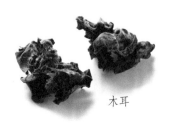

木耳

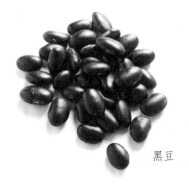

黑豆

芦笋蛤蜊饭

原料：

芦笋 6 根，蛤蜊 150 克，海苔、粳米、生姜、彩椒、白糖、醋、香油、盐各适量。

做法：

1. 芦笋洗净，切段；海苔、生姜、彩椒切丝；蛤蜊泡水，吐净泥沙后用水煮熟；粳米淘洗干净，放入电饭煲中，加适量水。

2. 将海苔丝、姜丝、彩椒丝、白糖、醋、盐搅拌均匀，倒入电饭煲中；把芦笋段铺在上面，一起煮熟，将煮熟的米饭盛出，放入蛤蜊，加香油搅拌均匀。

功效分析：

蛤蜊味咸，有助津液、润五脏、止消渴、开胃、治水肿、化痰积的功效。

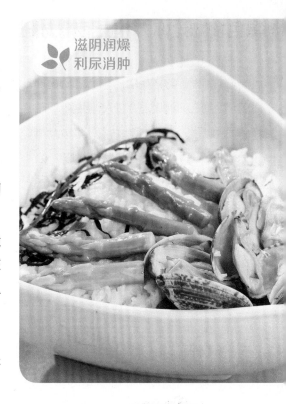

滋阴润燥
利尿消肿

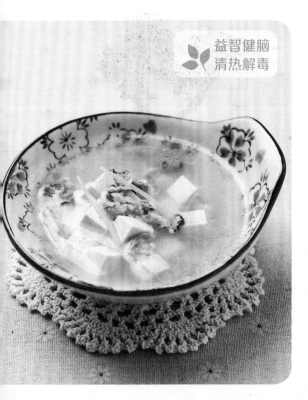

益智健脑
清热解毒

牡蛎豆腐汤

原料：

牡蛎、豆腐各 200 克，葱、蒜、水淀粉、虾油、盐各适量。

做法：

1. 将牡蛎肉洗净，切碎；豆腐洗净，切丁；葱切丝；蒜切片。

2. 油锅烧热，放入蒜片煸香，倒入虾油，加水烧开。

3. 加入豆腐丁、盐，烧开，加入牡蛎肉、葱丝，用水淀粉勾薄芡即可。

功效分析：

牡蛎是补肾佳品，对于阴虚引起的失眠、头晕、头痛等肾毒症状有很好的缓解作用。

小米海参粥

原料：

干海参 20 克，小米 80 克，枸杞、盐各适量。

做法：

1. 干海参泡发，去内脏，洗净，切小段。

2. 小米淘洗干净，浸泡 4 小时，加适量水和海参煮粥。

3. 待粥快煮熟时，放入枸杞，小火略煮片刻，加盐调味即可。

功效分析：

海参含微量元素钒等，可参与血液中铁的输送，净化血液中的毒素，是老少皆宜的滋补食物。

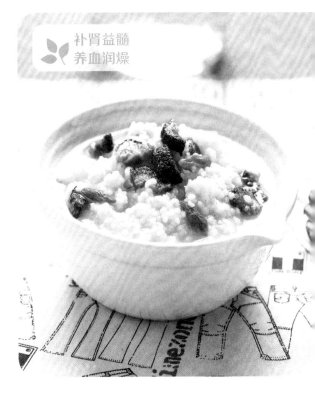

补肾益髓
养血润燥

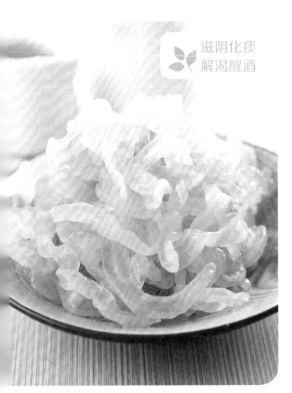

滋阴化痰
解渴醒酒

凉拌海蜇

原料：

海蜇皮 300 克，醋、香油、盐各适量。

做法：

1. 海蜇皮洗净，切丝，泡 2 小时。

2. 用 80°C 左右的热水将海蜇丝烫一下，捞出过凉。

3. 将海蜇丝挤干水分，放在盘里。

4. 将醋、香油、盐放入碗中，调匀，浇在海蜇丝上面即可。

功效分析：

海蜇具有高碘、高蛋白、低脂肪、低热量的特点，特别适合想要瘦身的人食用。

虾皮紫菜汤

原料：

紫菜 10 克，鸡蛋 1 个，虾皮、葱、生姜、香油、盐各适量。

做法：

1. 虾皮洗净；紫菜撕成小块；鸡蛋打散；葱、生姜切末。

2. 油锅烧热，放入姜末、虾皮略炒，加水煮沸，淋入蛋液，放入紫菜、盐、葱末、香油。

功效分析：

紫菜含有丰富的膳食纤维及矿物质，能帮助排出身体内的废物及毒素。这道汤中，紫菜和虾皮都是补碘补钙的食物，很适合学生族和脑力工作者食用。

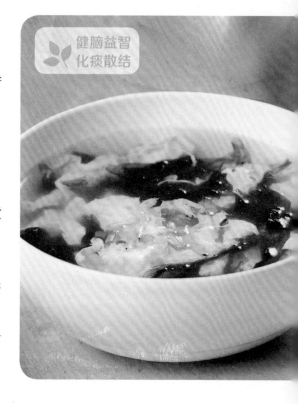

健脑益智
化痰散结

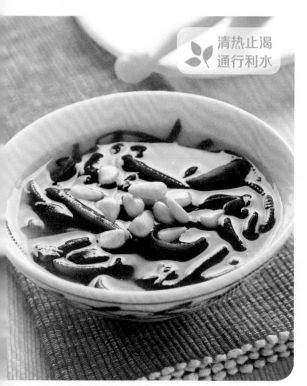

清热止渴
通行利水

松仁海带汤

原料：

松仁 50 克，海带 100 克，鸡汤、盐各适量。

做法：

1. 松仁洗净，备用。

2. 海带洗净，用水浸泡 2 小时，切成细丝。

3. 锅中放入鸡汤、松仁、海带丝，用小火煨熟，加盐调味即可。

功效分析：

海带含碘量较高，能健脑益智。海带还含有大量消肿利尿的甘露醇，有助于排肾毒。

芥菜干贝汤

原料:

芥菜 250 克, 干贝 5 个, 鸡汤、香油、盐各适量。

做法:

1. 芥菜洗净, 切段。

2. 干贝用温水浸泡 12 小时以上。

3. 干贝洗净, 加水煮软, 拆开干贝肉。

4. 锅中加鸡汤、芥菜段、干贝肉, 煮熟后加香油、盐调味即可。

功效分析:

干贝能滋阴补肾、和胃调中, 对头晕目眩、脾胃虚弱等肾毒症状有很好的排毒效果。

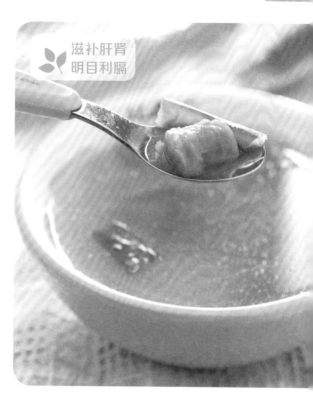

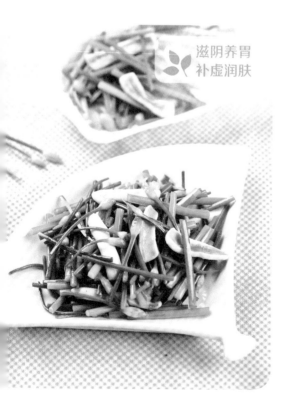

韭菜薹炒鱿鱼

原料:

鲜鱿鱼 1 条, 韭菜薹 100 克, 酱油、盐各适量。

做法:

1. 鲜鱿鱼剖开, 收拾干净, 切成粗条; 韭菜薹择洗干净, 切段。

2. 将鱿鱼条放入开水中汆一下, 捞出。

3. 油锅烧热, 放入韭菜薹段翻炒, 然后放入鱿鱼条, 加适量酱油、盐, 炒匀即可。

功效分析:

鱿鱼具有补虚养气、滋阴养颜的功效, 能降低血液中胆固醇的浓度, 可调节血压, 对预防老年痴呆症也有一定功效。

黄瓜木耳汤

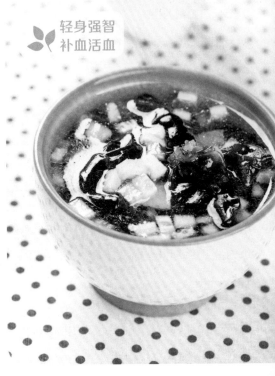

轻身强智
补血活血

原料：

黄瓜 150 克，木耳、盐各适量。

做法：

1. 黄瓜洗净，切成丁。

2. 木耳用凉水浸泡 6 小时，洗净，去蒂。

3. 油锅烧热，放入木耳翻炒，加适量水煮沸。

4. 倒入黄瓜丁，加适量盐调味即可。

功效分析：

木耳富含铁，被营养学家认为是天然的补铁食物，具有净化血液的作用。但木耳性寒，脾胃虚弱者、经常腹泻者、患有出血性疾病的人不宜食用。

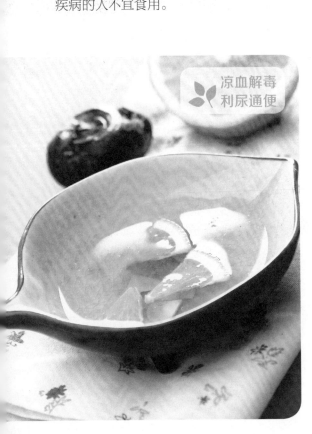

凉血解毒
利尿通便

鲜柠檬荸荠水

原料：

鲜柠檬 1 个，荸荠 10 个。

做法：

1. 鲜柠檬洗净，切片。

2. 荸荠洗净，去皮，切片。

3. 锅中加适量水，放入柠檬片和荸荠片，煮 5~10 分钟即可。

功效分析：

荸荠具有益气安中、开胃消食的功效，还是很好的防病抗毒食物。生吃荸荠容易感染细菌和寄生虫，最好将荸荠去皮，在开水中略煮片刻再吃。

黑芝麻栗子糊

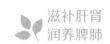

滋补肝肾
润养脾肺

原料：

黑芝麻 40 克，熟栗子 120 克。

做法：

1. 熟栗子去壳，去皮，切成小块。

2. 黑芝麻放入锅中，小火炒香。

3. 将所有材料倒入豆浆机中，加水至上下水位线之间搅打成糊，点缀黑芝麻即可。

功效分析：

《本草纲目》中对黑芝麻有"服至百日，能除一切痼疾。一年身面光泽不饥，二年白发返黑，三年齿落更生"的评论，因此，多吃黑芝麻对排毒养颜十分有益。

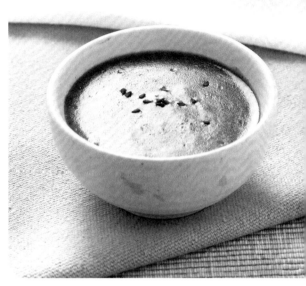

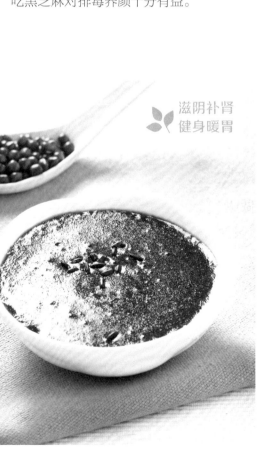

滋阴补肾
健身暖胃

黑米糊

原料：

黑米 50 克，红小豆 30 克，栗子 25 克，白糖、熟黑芝麻适量。

做法：

1. 红小豆浸泡 10 小时；栗子去壳，去皮，洗净；黑米淘洗干净，浸泡 2 小时。

2. 将红小豆、栗子、黑米一同放入豆浆机，加水至上下水位线之间，选择"米糊"模式。

3. 搅打成糊后倒出，加适量白糖调味，撒上熟黑芝麻即可。

功效分析：

黑米富含膳食纤维，能促进肠胃蠕动，帮助排出毒素。

乌鸡滋补汤

原料：

乌鸡 1 只，山药 250 克，枸杞 10 克，红枣 6 颗，生姜、料酒、盐各适量。

做法：

1. 乌鸡洗净，去内脏，切成块；山药洗净，去皮，切片；红枣洗净；生姜切片。

2. 将乌鸡块放入锅中，加水煮沸。

3. 撇去浮沫，放入山药片、枸杞、红枣、料酒和适量姜片。

4. 转小火炖至乌鸡熟烂，加盐调味即可。

功效分析：

乌鸡富含氨基酸和多种微量元素，食用乌鸡可滋阴补肾、延缓衰老。

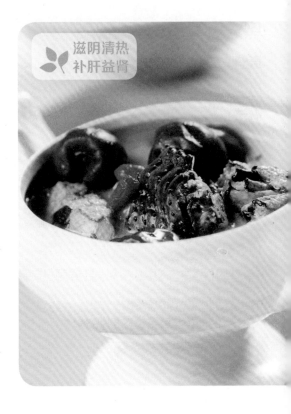

滋阴清热
补肝益肾

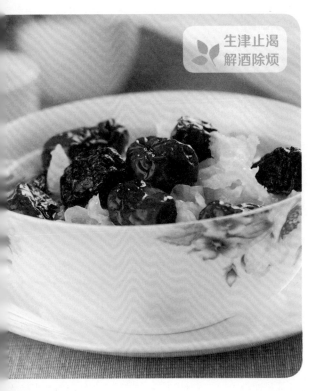

生津止渴
解酒除烦

乌梅银耳红枣汤

原料：

乌梅、银耳各 20 克，红枣 100 克，冰糖适量。

做法：

1. 将乌梅、红枣浸泡好后洗净。

2. 银耳用水浸泡 2 小时，去蒂，洗净。

3. 锅中倒水，将所有材料放入锅中，小火炖 40 分钟即可。

功效分析：

乌梅不仅是年轻人爱吃的小零食，也是排毒解酒的好食物。酒醉后喝些乌梅汤就能有效解酒，对去除口气也有很好的效果。

核桃仁紫米粥

原料：

紫米、核桃仁各 50 克，枸杞 10 克。

做法：

1. 紫米淘洗干净，浸泡 30 分钟；核桃仁掰碎；枸杞拣去杂质，洗净。

2. 将紫米放入锅中，加适量水，大火煮沸后，转小火继续煮 30 分钟。

3. 放入核桃仁碎与枸杞，继续煮 15 分钟即可。

功效分析：

紫米和核桃都有补肾的功效，紫米富含膳食纤维，能够降低血液中胆固醇的含量，有助于预防心脏病。

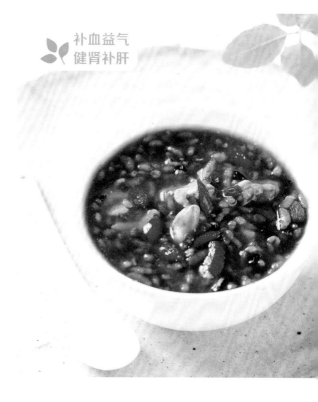

补血益气
健肾补肝

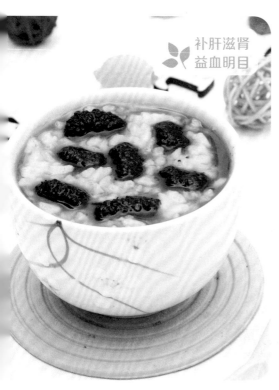

补肝滋肾
益血明目

桑葚粥

原料：

桑葚 50 克，糯米 100 克，冰糖适量。

做法：

1. 桑葚洗净；糯米洗净，浸泡 2 小时。

2. 锅置火上，放入糯米和适量水，大火烧沸后改小火熬煮。

3. 待粥煮至熟烂时，放入桑葚，稍煮。

4. 放入冰糖，搅拌均匀即可。

功效分析：

桑葚能补肝滋肾、益血明目，对肝肾阴虚所致的视力减退、耳鸣、身体虚弱、神经衰弱等症有一定的疗效。

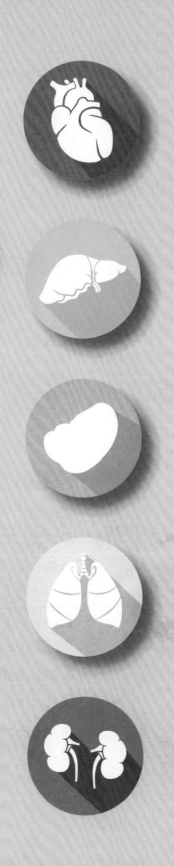

第七章
不同人群的排毒饮食方案

　　排毒不能一概而论，要因人而异。因此，不管是美容养颜还是保健养生，只要坚持排毒，每个人都能拥有充沛的能量、饱满的精神，从而拥有健康的身体，让自己越活越年轻。

女性——排毒瘦身又美容

众所周知，女性老得快，一旦过了 30 岁，身体就开始出现种种衰老的迹象：眼袋水肿、鱼尾纹增多、色斑明显、身材越来越走样，且情绪上的波动较大，像是提前进入了更年期。这一切都要求女性及时排毒，重拾年轻状态。

女性排毒方法

运动排毒

运动排毒最主要的功效就是提高血液含氧量，提升人体新陈代谢的速率，将碳水化合物和脂肪代谢后产生的二氧化碳等废弃物更快更好地排出去。运动还能促进人体排汗，这对强化皮肤排毒功能有相当大的帮助。

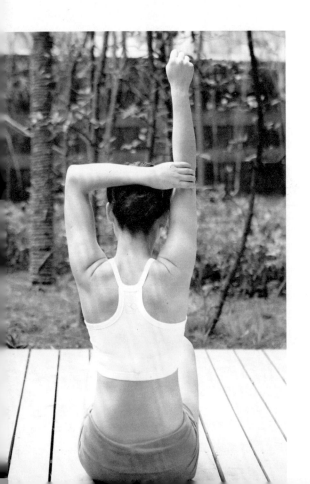

断食排毒

多食用杂粮，多吃蔬菜，选择新鲜水果而不是果汁，并且建议大家每月选择一个双休日，在家中进行一次断食排毒。你可以选择自己喜欢的方式——苹果断食、香蕉断食或者是更严格的清水断食，然后暂停护肤品的使用，给肌肤一个休息的机会，让身体由内到外一起排毒。

睡眠排毒

这个办法听上去轻松舒适，其实就是讲究入睡时间。肝脏、胆囊是我们重要的排毒器官，二者的排毒需要在人体进入深度睡眠后进行。

美食帮助女性更好排毒

蜂蜜：对润肺止咳、润肠通便、排毒养颜有显著功效。

黄瓜：黄瓜能促进人体新陈代谢，排出毒素。

苦瓜：苦瓜能清热排毒，还能增强皮层活力，使肌肤变得细嫩。

绿豆：绿豆可清热解毒，消暑利水。另外，绿豆可以显著降脂，又有保肝和护肾作用。

银耳拌豆芽

原料：

绿豆芽、银耳、青椒、香油、盐各适量。

做法：

1. 绿豆芽洗净；银耳用水泡发，洗净，撕成小朵；青椒洗净，切丝。

2. 锅中加水烧开，将绿豆芽焯熟。

3. 银耳放入开水中焯熟，捞出过凉水，沥干。

4. 盘中放入绿豆芽、银耳和青椒丝，放入香油、盐，搅拌均匀即可。

功效分析：

常吃银耳能润肺，平复人体内的燥气，帮助肺排毒。

滋阴养颜
润泽皮肤

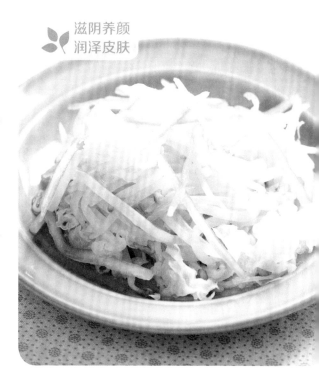

淡斑美白
延缓衰老

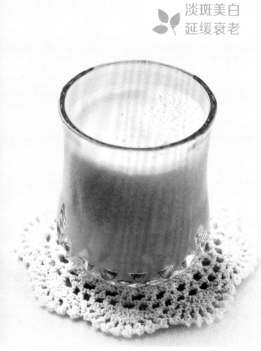

西红柿柚子汁

原料：

西红柿 1 个，柚子 4 瓣。

做法：

1. 西红柿洗净，去蒂，切成小块。

2. 柚子去皮，剥去白色薄膜，去籽，切成小块。

3. 将西红柿块和柚子块放入榨汁机，加适量水，榨汁即可。

功效分析：

西红柿性寒，具有清热解毒、凉血平肝的功效，富含番茄红素，有较强的抗氧化能力，能淡斑美白。

西蓝花黄瓜汁

原料：

西蓝花 1/2 个，黄瓜 1 根，苹果 1 个，柠檬汁、蜂蜜各适量。

做法：

1. 西蓝花洗净，掰成小朵，用热水略焯。

2. 黄瓜洗净切块；苹果洗净切块。

3. 将处理好的西蓝花、黄瓜块、苹果块倒入榨汁机中，加适量水榨汁。

4. 根据个人口味，加适量柠檬汁和蜂蜜即可。

功效分析：

黄瓜富含维生素 C，能美白肌肤，保持肌肤弹性，减少黑色素的形成。

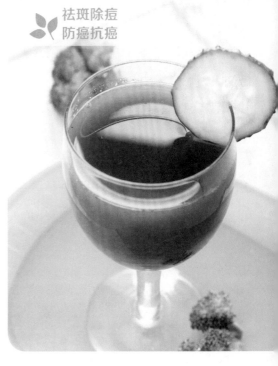

祛斑除痘
防癌抗癌

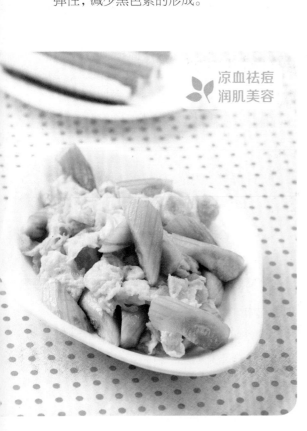

凉血祛痘
润肌美容

丝瓜炒鸡蛋

原料：

鸡蛋 2 个，丝瓜 1 根，生姜、盐各适量。

做法：

1. 丝瓜洗净，去皮，切滚刀块，放入开水中焯一下；生姜切末。

2. 鸡蛋加盐打散，炒熟，盛出备用，锅中留适量油，放姜末爆香，倒入丝瓜块，加盐翻炒。

3. 大火翻炒片刻，放入鸡蛋，翻炒几下即可。

功效分析：

经常食用丝瓜能使皮肤变得光滑细腻，还能消炎，排出毒素，减少黑色素沉着。

白萝卜橄榄汁

原料：

白萝卜1根，青橄榄5个，梨1个，柠檬汁、蜂蜜各适量。

做法：

1. 白萝卜洗净，切成小块；青橄榄洗净，去核，切成小块。

2. 梨洗净，去核，切成小块。

3. 将所有材料放入榨汁机中，倒入适量水，榨汁。

4. 制作完成后，加柠檬汁、蜂蜜调味即可。

功效分析：

白萝卜具有通气、消食、润肺、解毒、利尿的功效；另外，白萝卜含丰富的维生素C，有美白功效。

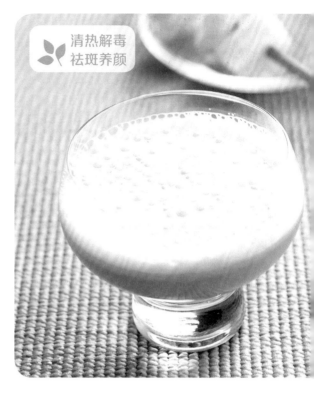

清热解毒
祛斑养颜

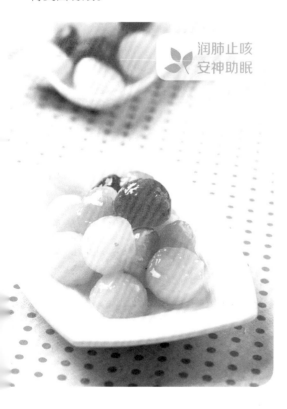

润肺止咳
安神助眠

素烧三元

原料：

莴笋200克，胡萝卜、白萝卜各100克，葱、生姜、香油、盐各适量。

做法：

1. 葱切段；生姜切片；莴笋、胡萝卜、白萝卜去皮洗净，用挖球器挖出小球，焯透。

2. 油锅烧热，放入葱段、姜片，炸至金黄色时捞出；锅中加水，放入莴笋球、胡萝卜球、白萝卜球煮至沸腾，小火焖煮片刻，加盐，淋上香油即可。

功效分析：

经常心悸、失眠的人多吃莴笋，能减少心脏的负荷，缓解紧张情绪，有助睡眠。

黑芝麻圆白菜

原料：

圆白菜 200 克，黑芝麻 30 克，盐适量。

做法：

1. 圆白菜洗净，切粗丝；用小火将黑芝麻不断翻炒，炒出香味时出锅。

2. 油锅烧热，放入圆白菜丝，翻炒几下，加盐调味。

3. 炒至圆白菜丝熟透发软时，出锅盛盘，撒上黑芝麻，搅拌均匀。

功效分析：

圆白菜具有降火消肿、清热解毒的功效，经常食用能清除体内堆积的毒素，增强免疫力。

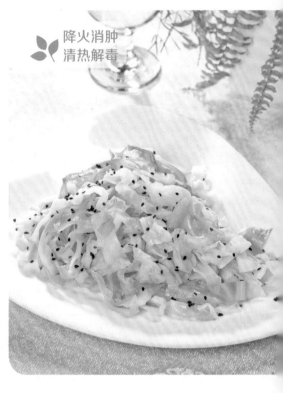

降火消肿
清热解毒

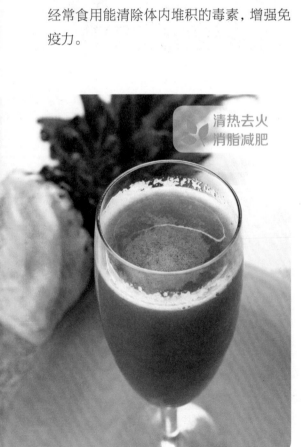

清热去火
消脂减肥

菠萝苦瓜汁

原料：

菠萝 1/4 个，苦瓜半根，猕猴桃 1/2 个，蜂蜜、盐各适量。

做法：

1. 菠萝、猕猴桃分别洗净，去皮，切块；苦瓜洗净，去籽，切成小块。

2. 将菠萝块放入盐水中，浸泡 10 分钟。

3. 将上述材料和适量水放入榨汁机搅打好后，加适量蜂蜜调味即可。

功效分析：

苦瓜营养成分丰富，有蛋白质、维生素和多类矿物质，其独有的成分能调节血脂和胆固醇，对控制体重十分有益。

冬瓜蜂蜜汁

原料：

冬瓜 200 克，蜂蜜 20 毫升。

做法：

1. 冬瓜洗净，去皮，切成小块。

2. 将冬瓜块放入锅中煮 3 分钟，捞出，加适量水榨汁。

3. 加适量蜂蜜，调匀即可。

功效分析：

冬瓜之所以能排毒瘦身，是因为它具有利水消肿的功效。医学证实，冬瓜中的丙醇二酸能抑制糖类转化为脂肪，可以减少脂肪堆积。而且，冬瓜热量很低，减肥效果好。

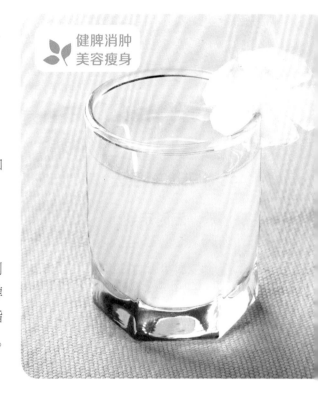

健脾消肿
美容瘦身

清热解毒
明目抗癌

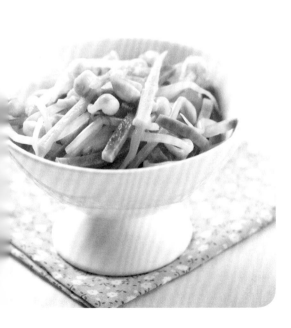

冬笋拌豆芽

原料：

冬笋 150 克，黄豆芽 100 克，火腿 25 克，白糖、香油、盐各适量。

做法：

1. 黄豆芽洗净，焯烫，过冷水；火腿切丝。

2. 冬笋洗净，切成细丝，焯烫，过冷水，沥干。

3. 将冬笋丝、黄豆芽、火腿丝一同放入盘内，加盐、白糖、香油，搅拌均匀即可。

功效分析：

黄豆芽富含维生素和多种矿物质，能提高人体抗病毒的能力。

老年人——气血畅通筋骨壮

步入老年，身体上的种种变化都清晰可见：眼睛不那么好使了、耳朵不灵光了、肌肉松弛了、腿脚也不方便了。所以，老年人排毒一是保证合理饮食，才能把食物中的营养充分吸收，让身体的各个部位得到濡养；二是坚持运动，别让身体懒怠了。

老年人的排毒方法

饮食清淡，定时定量

老年肥胖者容易患心血管疾病，因此，饮食要清淡，减少食盐的摄入量。一般认为，老年肥胖者每日食盐摄入量应减少到5克为宜，高血压和冠心病患者，应限制在3克以下。

自我定时定量控制食量，是防止饮食过量、控制体重的有效办法。

保证蛋白质的充分摄入

要保证蛋白质的充分摄入量，这是由于老年人身体内合成代谢降低，分解代谢增强，对食物蛋白质的消化利用率下降，所以需要较多的蛋白质来补充组织蛋白的消耗。

老年人要多补充蛋白质，可通过喝牛奶来补充蛋白质。

适当的体能运动

老年肥胖者进行适当的体能运动，可增加体内热量消耗，促使机体脂肪分解，达到排毒减肥的目的。但运动量要因人而异，老年人一般以活动后心率增加不超过原来的 30% 和不引起胸痛、心慌等为宜。

减少膳食中总热量的摄入

肥胖者要长期坚持严格限制总热量过多摄入，可促进机体贮存的体脂燃烧，以达到排毒减肥的目的。采用较低热量的食谱，如"三低"饮食（低脂肪、低胆固醇、低糖类），产生热量负平衡以减轻体重。

摄入充足的维生素、膳食纤维

老年肥胖者应注意摄入充足的维生素、膳食纤维，每日应摄入 400～500 克新鲜蔬菜水果。在蔬菜水果不能满足需要时，可多吃粗粮、豆类及海洋蔬菜（海带、海藻等），还有一些能吸收大量水分但热量低的食物，如琼脂、魔芋等。

玉米排骨汤

原料：

玉米 1 根，排骨 500 克，胡萝卜 2 根，盐适量。

做法：

1. 排骨洗净，剁成段，汆烫后捞出沥干；玉米、胡萝卜洗净，玉米切段，胡萝卜切片。

2. 将排骨段、玉米段、胡萝卜片放入锅中，加水和盐，一起炖熟烂。

功效分析：

玉米富含膳食纤维，能够润肠道、排肠毒，对降低胆固醇、预防动脉硬化等常见老年病有所帮助。而且，玉米还有利尿的功效。

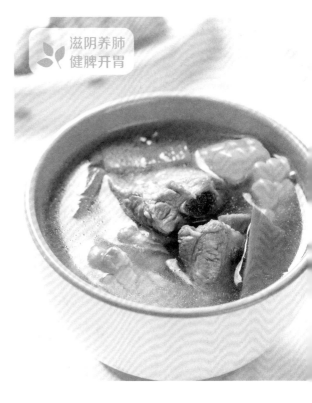

滋阴养肺
健脾开胃

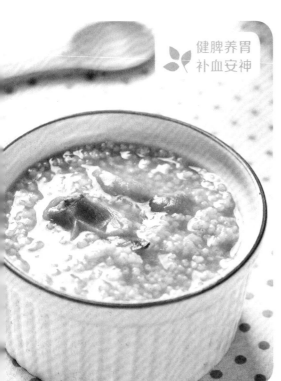

健脾养胃
补血安神

小米桂圆粥

原料：

小米 60 克，桂圆 30 克，红糖适量。

做法：

1. 小米淘洗干净；桂圆去壳取肉。

2. 将小米、桂圆肉放入锅中，加水熬煮成粥。

3. 粥熟后，加红糖调味即可。

功效分析：

老年人的脾胃虚弱，消化吸收的能力减弱，适当吃些健脾养胃的食物有助于身体排毒，加强吸收。

腰果西蓝花

原料:

西蓝花 250 克,腰果 150 克,胡萝卜 100 克,白糖、水淀粉、盐各适量。

做法:

1. 西蓝花洗净,掰成小朵;胡萝卜洗净,切片。

2. 锅内加水烧开,放入西蓝花、胡萝卜片焯一下,捞出;油锅烧热,放入西蓝花、胡萝卜片煸炒,加入白糖、盐及适量水。

3. 大火烧开后,用水淀粉勾芡,再放入腰果略炒即可。

功效分析:

老年人清肝养肝应该多吃青色食物,如西蓝花、绿豆、黄瓜等。

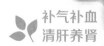
补气补血
清肝养肾

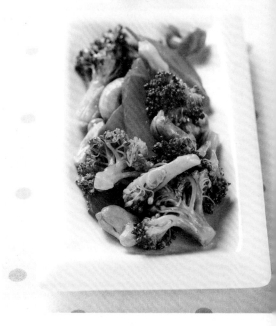

清热解毒
疏肝强肝

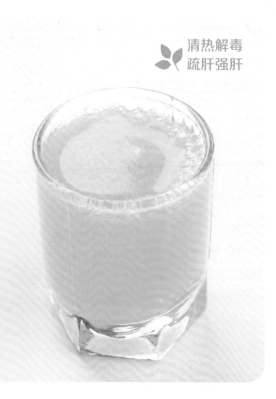

芹菜苹果汁

原料:

苹果 1 个,芹菜 1 根,柠檬汁适量。

做法:

1. 苹果洗净,去皮,去核,切成小块。

2. 芹菜择洗干净后切段。

3. 将苹果块、芹菜段放入榨汁机中,打成汁,再倒入柠檬汁,搅拌均匀即可。

功效分析:

芹菜中的膳食纤维有助于排泄,而苹果中的果胶和鞣酸有收敛作用,能将人体内积聚的毒素和废物排出体外。

核桃健脑粥

原料：

核桃仁 25 克，鲜百合 10 克，黑芝麻 20 克，粳米 50 克。

做法：

1. 鲜百合洗净；核桃仁、黑芝麻分别洗净，用小火炒至微焦；粳米淘洗干净。

2. 将所有材料放入锅中，倒入适量水，小火炖煮，煮至熟透即可。

功效分析：

肾气渐虚时，不能充养髓海，就会导致大脑思维迟钝、言语多误、健忘。核桃能益智补脑、补肾助阳、强筋健骨。

益智补脑
延缓衰老

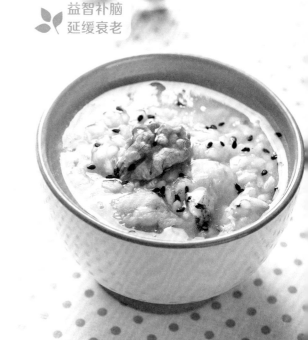

益气补虚
补肾强筋

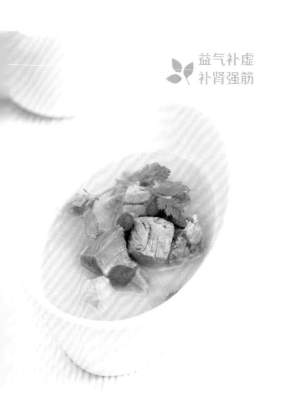

枸杞炖羊肉

原料：

羊腿肉 500 克，枸杞 10 克，葱段、姜片、料酒、盐、香菜叶各适量。

做法：

1. 羊肉冲洗干净，整块放入开水锅中煮透，捞出放在冷水中，冲净血沫，切成小块。

2. 油锅烧热，放入羊肉块与姜片煸炒，倒入料酒，炒透后加水煮，放入枸杞、葱段、盐，撇去浮沫。加盖，小火炖至羊肉熟烂，点缀香菜叶即可。

功效分析：

腰酸、浑身无力是肾虚的表现，食用羊肉有助于排肾毒，还能增强御寒能力。

儿童——不挑食，身体棒

宝宝要想身体好，也要排毒。如今随着城市生活环境污染的日益严重，宝宝难免会在体内积累一些毒素。如果毒素不能够及时地排出，一定会对宝宝的健康造成极大影响。

生活好习惯助宝宝排毒

选择新鲜食材

尽量挑选新鲜的食材，并且以水煮的烹调法为主，也可用少量油来拌炒。尽量不要食用油炸类的食品，因为油炸后的食品含有较多的致癌物质，容易损害身体健康。

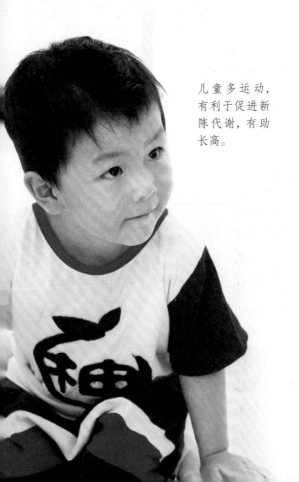

儿童多运动，有利于促进新陈代谢，有助长高。

少吃加工食品

加工食品含钠量高，比如常见的如香肠、腊肉、肉松等，而且亚硝酸盐含量较高，容易致癌。

多吃高膳食纤维食物

高膳食纤维食物除了能提供均衡的营养之外，还可促进胃肠蠕动，帮助排便，以减轻肝肾排毒的负担。另外，各种颜色的有机新鲜苹果具有很好的抗氧化功效，能保护细胞不受自由基的侵害。

按时睡觉

就像垃圾车每天都在固定的时间清理垃圾一样，人体也有一个排毒的黄金时间段，那就是晚上 11 点至凌晨 3 点。如果在此期间能完全进入休息状态，将有助于体内毒素的排出。当人体进入休息状态后，血液会更多地集中在重要的部位，如肝脏、心脏等，因此能够加快人体新陈代谢的速度。

多多运动

多运动可促进新陈代谢，促使气、血、水三者皆通，进而有助于人体排出毒素。

虾肉卷

原料：

豆腐皮 150 克，虾 300 克，酱油、白糖、香油、盐各适量。

做法：

1. 豆腐皮用冷水浸泡。

2. 虾去头、去壳、去虾线，洗净，用盐、酱油、白糖、香油抓拌均匀。

3. 将虾摆在豆腐皮上，卷起，捆紧，放在蒸锅中蒸半小时，取出凉凉，切成厚片即可。

功效分析：

虾肉中钙的含量非常丰富，因此特别适宜宝宝食用。

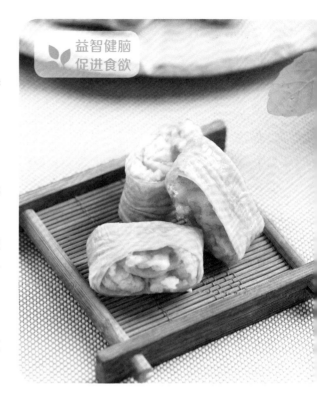

益智健脑
促进食欲

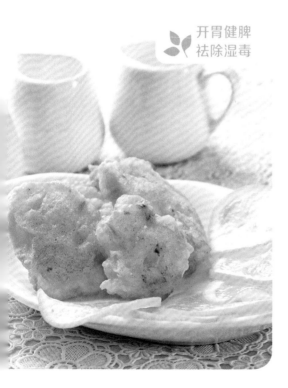

开胃健脾
祛除湿毒

煎鳕鱼

原料：

鳕鱼 150 克，柠檬 1 个，鸡蛋、淀粉、盐各适量。

做法：

1. 柠檬切半，一半取汁备用，一半切薄片备用。

2. 鳕鱼洗净，切块，加盐、柠檬汁腌制。

3. 鸡蛋打碎，取蛋清，将蛋清、淀粉搅拌均匀，裹在鳕鱼块上，煎至金黄，装盘时加柠檬片点缀即可。

功效分析：

柠檬皮中含有的芳香挥发成分，可以生津解暑、开胃醒脾。柠檬不但能促进食欲，还能祛除湿毒，振奋精神。

风味卷饼

原料：

鸡蛋 2 个，香蕉 1 根，核桃仁 30 克，番茄酱适量。

做法：

1. 香蕉去皮，竖着从中间切开，将核桃仁摆上。

2. 锅中倒油加热，油五成热时，倒入打好的蛋液，转动平底锅，使蛋液均匀铺在锅底，蛋液稍微凝固后，将香蕉和核桃仁放在鸡蛋饼上，将香蕉包起来，继续煎熟。

3. 装盘，切段，淋上番茄酱即可。

功效分析：

番茄酱中的番茄红素是强抗氧化剂，能清除人体内的自由基。

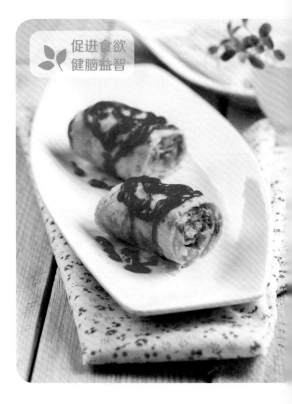

促进食欲
健脑益智

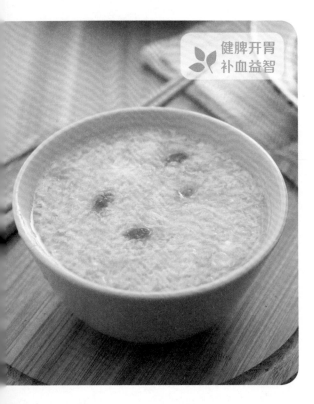

健脾开胃
补血益智

冰糖五彩粥

原料：

粳米 50 克，嫩玉米粒 100 克，鸡蛋 2 个，豌豆 30 克，枸杞 15 克，冰糖适量。

做法：

1. 粳米、豌豆分别洗净；嫩玉米粒蒸熟。

2. 粳米加水熬成粥，放入玉米粒、豌豆、枸杞、冰糖，同煮熟烂。

3. 将鸡蛋打散，倒入锅中成蛋花，烧开即可。

功效分析：

除了含有丰富的膳食纤维，能促进肠道排毒外，玉米还有益肺宁心、健脾开胃、补血健脑的功效。

草莓蜜汁奶昔

原料：

草莓、蜂蜜、酸奶各适量。

做法：

1. 草莓洗净，切成小块。

2. 将所有材料放入榨汁机中，搅打均匀。

3. 盛出，放入冰箱冷藏 10 分钟即可。

功效分析：

草莓有很好的清暑、排毒、解热、除烦功效，搭配蜂蜜、酸奶食用，不仅能排出肠道毒素，还能促进食欲，是非常不错的开胃甜点。

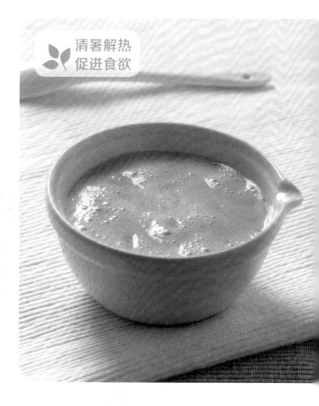

清暑解热
促进食欲

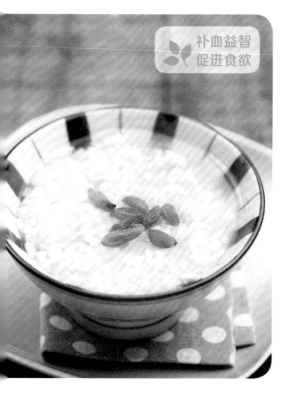

补血益智
促进食欲

苹果葡萄干粥

原料：

粳米 50 克，苹果 1 个，葡萄干 20 克，蜂蜜适量。

做法：

1. 粳米淘洗干净。

2. 苹果洗净，去皮，去核，切丁，泡入水中。

3. 锅中放入粳米、苹果丁，加适量水煮沸，小火熬煮 40 分钟；食用前加蜂蜜、葡萄干搅拌均匀即可。

功效分析：

常吃苹果可以降肝火、胃火，有益于身体排毒。而且，苹果富含锌，能促进食欲，让孩子胃口好，身体棒。

男性——酒局饭局易伤身

在工作和家庭中，男性都承担着相当大的压力。而且，男性经常外出应酬，难免大鱼大肉、推杯换盏，毒素长时间蓄积，对男性身体危害极大，如果不注意排毒，肝、肾、脾、胃都会受到不同程度的损伤。

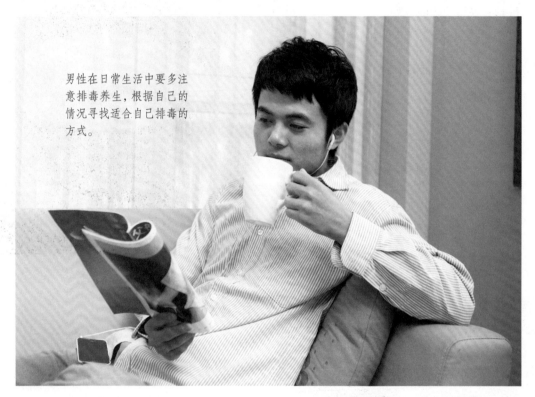

男性在日常生活中要多注意排毒养生，根据自己的情况寻找适合自己排毒的方式。

维护好自己的排毒武器

男性排毒要树立健康的营养观念，平日注意运动；合理饮食，多饮水，多吃水果蔬菜和杂粮，摄入足够的纤维素，少食高脂肪食物；保持大便通畅；保持心情舒畅以及保证充足的睡眠，维护好自身的排毒器官。无论是肝，还是淋巴系统或排泄系统出了问题，都会降低人体的排毒能力。

维护好排毒武器，不利因素要杜绝：晚睡晚起为最大的致命伤；早上不排便；暴饮暴食；不吃早餐；偏爱油腻食物等。

烹调时尽量少用油，即使是好油；尽量少吃或不吃油炸物；不生食，因其不利肝；炒过的青菜要当天吃，不能隔夜吃。

每周吃两天素食，给胃肠休息的机会。过多的油腻或刺激性食物，会在新陈代谢过程中产生大量毒素，增加胃肠的负担。

糯米黑豆饮

原料：

糯米 50 克，黑豆 30 克。

做法：

1. 糯米、黑豆分别淘洗干净，用水浸泡 4 小时。

2. 将糯米、黑豆一同放入豆浆机，加适量水，制作完成即可。

功效分析：

黑豆含有丰富的维生素 E，能清除人体内的自由基，延缓衰老。而且，黑豆中的卵磷脂能防止毒素的生成，还能预防肥胖，对中老年男性的身材保养十分有益。

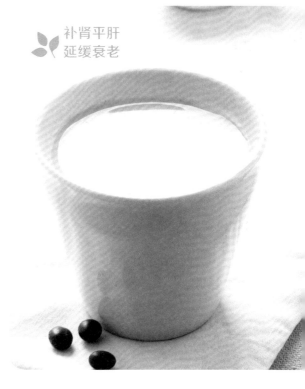

补肾平肝
延缓衰老

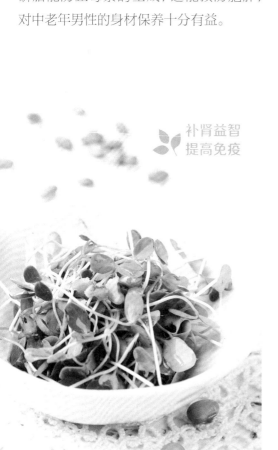

补肾益智
提高免疫

香椿核桃仁

原料：

香椿苗 250 克，核桃仁 50 克，白糖、醋、香油、盐各适量。

做法：

1. 香椿苗去根，洗净，用淡盐水浸一下；核桃仁碾碎。

2. 将香椿苗和核桃仁碎装入盘中，加白糖、醋、香油、盐，搅拌均匀即可。

功效分析：

核桃中的不饱和脂肪酸，有利于降血脂，净化血液中的毒素。

芹菜炒虾米

原料：

芹菜 300 克，虾米 100 克，水淀粉、葱、生姜、盐各适量。

做法：

1. 芹菜择洗干净，切段，焯烫后捞出；葱、生姜切末。

2. 油锅烧热，放入葱末、姜末炝锅。

3. 放入芹菜段、虾米，煸炒 3 分钟，加水淀粉勾芡，加盐调味即可。

功效分析：

芹菜有清热解毒、除烦消肿的功效，可以排肝毒、降血压，对高脂肪、高热量饮食有很好的平衡效果。

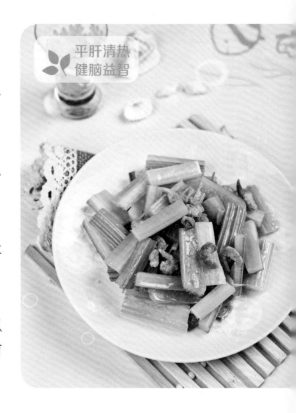

平肝清热
健脑益智

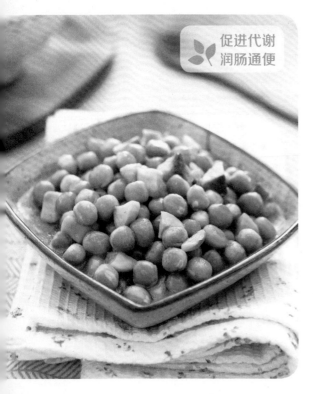

促进代谢
润肠通便

口蘑炒豌豆

原料：

口蘑 100 克，豌豆 200 克，高汤、水淀粉、盐各适量。

做法：

1. 口蘑洗净，切成小丁；豌豆洗净。

2. 油锅烧热，放入口蘑丁和豌豆翻炒。

3. 加适量高汤煮熟，用水淀粉勾薄芡，加盐调味即可。

功效分析：

豌豆富含膳食纤维，能防止毒素沉积。豌豆中的铬有利于体内糖和脂肪的代谢。对经常外出应酬的男性来说，这道菜比较养生。

香蕉酸奶汁

原料：

香蕉 1 根，酸奶 200 毫升。

做法：

1. 香蕉去皮，切成小块。

2. 将香蕉块、酸奶放入榨汁机中，加水至上下水位线之间，榨汁即可。

功效分析：

香蕉具有清热润肠的功效，能促进胃肠蠕动；酸奶中的益生菌能刺激肠道，还能缩短排泄物在结肠内的停留时间，防止毒素沉积。喝酒后饮用香蕉酸奶汁能降低酒精在血液中的浓度，减轻心悸、胸口憋闷的症状。

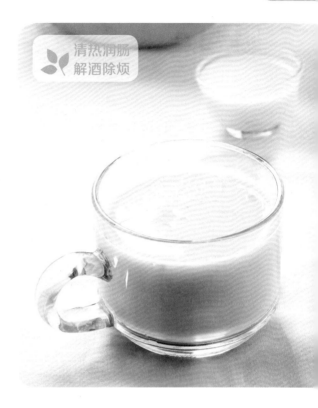

清热润肠
解酒除烦

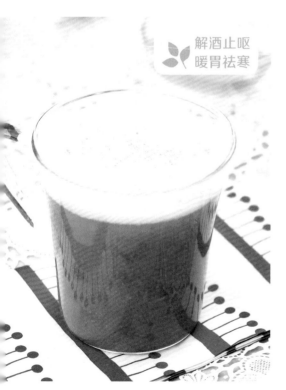

解酒止呕
暖胃祛寒

葡萄蜜茶

原料：

葡萄 200 克，生姜汁 30 毫升，蜂蜜适量。

做法：

1. 葡萄洗净，去皮，去籽，榨成汁。

2. 放入生姜汁、蜂蜜，搅拌均匀即可。

功效分析：

葡萄含有丰富的酒石酸，能与酒中的乙醇相互作用，从而降低体内乙醇浓度，达到解酒目的；蜂蜜能促进乙醇的分解吸收，减轻饮酒带来的头痛症状；生姜对大量饮酒后的呕吐、恶心等症状有很好的缓解作用，三者搭配，功效强，口感也很好。

吸烟人群——吸烟害人更害己

"吸烟有害身体健康"，每个烟民都知道这句话，但真正放在心上的人却不多。吸烟不仅会损害自己的健康，更会给家人、朋友带来危害，增加罹患肺癌和心脏疾病的概率。所以，为了自己和亲友的健康，烟民们也应该及时戒烟。

吸烟急需排毒，七类食物帮你忙

富含维生素的食物

烟气中的某些化合物，会使维生素 A、B 族维生素、维生素 C、维生素 E 等微量元素的活性大为降低，并使之大量消耗。因此，吸烟者宜经常吃富含维生素的食物。

茶

茶叶中特有的儿茶素等可有效地防止胆固醇在血管壁上沉积，增加胃肠蠕动及降低血糖、尿糖等。

含硒丰富的食物

经常吸烟易导致人体血液中的硒元素含量偏低，而硒又是防癌抗癌中不可缺少的一种微量元素。

含铁丰富的食物

吸烟者可以适当摄入含铁丰富的食物，如动物肝脏、肉、海带、豆类等。

抑制胆固醇合成的食物

吸烟使血管中的胆固醇及脂肪沉积量加大，大脑供血量减少，易致脑萎缩，加速大脑老化等。因此，吸烟者在饮食上宜多吃一些能降低或抑制胆固醇合成的食物，如鱼类、豆制品及一些高纤维食物等。

坚果和粗粮

坚果和粗粮等富含维生素 E 的食物可使吸烟者肺癌的发病率降低大约 20%。

β- 胡萝卜素含量丰富的食物

β- 胡萝卜素对吸烟者很有益处，富含 β- 胡萝卜素的碱性食物能抑制吸烟者的烟瘾。

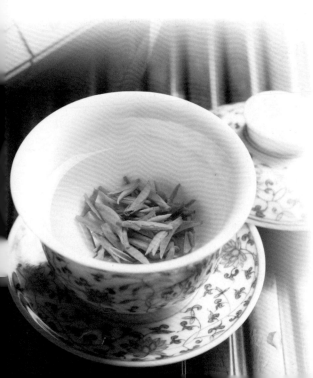

百合莲藕豆浆

原料：

黄豆 50 克，莲藕 30 克，糯米 20 克，干百合 5 克，冰糖适量。

做法：

1. 黄豆、糯米、干百合浸泡 2 小时。

2. 莲藕去皮，洗净，切碎。

3. 将所有材料一同放入豆浆机中，加水至上下水位线之间，待豆浆制作完成后，过滤，加冰糖调味即可。

功效分析：

经常食用百合能增强肺的功能。

润肺止咳
补益心肺

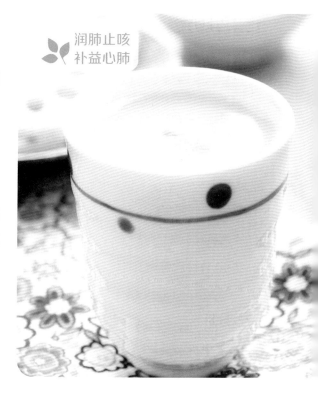

润肺止咳
增强食欲

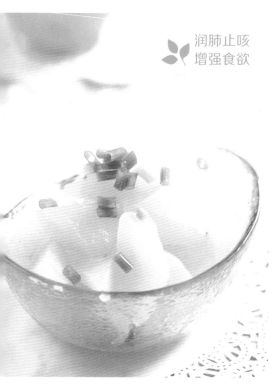

葱香白萝卜

原料：

白萝卜、葱、盐各适量。

做法：

1. 白萝卜洗净，切块；葱切末。

2. 油锅烧热，放入白萝卜块，翻炒，加适量水，小火略煮片刻。

3. 加盐翻炒均匀，撒上葱末，焖煮一会儿即可。

功效分析：

白萝卜具有促进消化、增强食欲、加快胃肠蠕动的功效，能促进新陈代谢和体内毒素的排出。

芒果鲜奶羹

原料：

鸡蛋 2 个，芒果 1/2 个，牛奶 100 毫升，白糖适量。

做法：

1. 芒果去皮切丁。

2. 鸡蛋打散，将牛奶倒入蛋液中，加白糖搅拌均匀。

3. 放入蒸锅，盖上保鲜膜，冷水烧开。

4. 蒸 10 分钟后关火，去掉保鲜膜，把芒果丁撒在蛋羹表面即可。

功效分析：

芒果有润肺、益胃的功效，因此对缓解肺毒引起的不适症状十分有效。

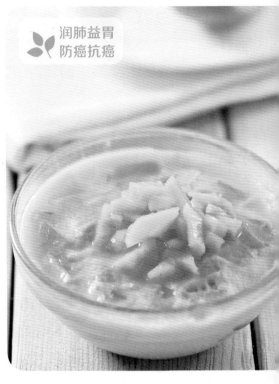

润肺益胃
防癌抗癌

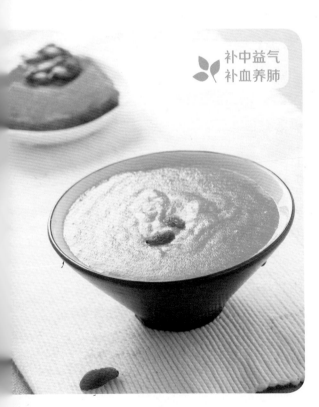

补中益气
补血养肺

南瓜米糊

原料：

南瓜 100 克，糯米 60 克，葡萄干 20 克。

做法：

1. 糯米淘洗干净，泡 2 小时以上。

2. 南瓜洗净，去皮，去瓤，切片。

3. 将糯米、南瓜片、葡萄干放入豆浆机中，加水至上下水位线之间，搅打均匀，盛出后点缀几粒葡萄干即可。

功效分析：

南瓜含有大量的果胶，吸附力强，不仅能黏结、消除人体内的细菌和毒素，还能与体内多余的胆固醇结合，防止动脉硬化。经常食用南瓜能平喘、消肿，减轻肺部不适。

枇杷蜂蜜水

原料：

枇杷 2 个，蜂蜜适量。

做法：

1. 枇杷洗净，去皮，去核，切块。

2. 将切好的枇杷块放入榨汁机中，加适量水，启动榨汁程序。

3. 榨汁后倒出，加蜂蜜调味即可。

功效分析：

常吃枇杷能化解肺部、呼吸道积累的毒素，修复呼吸道黏膜。而且，枇杷中含有的 B 族维生素和多种矿物质能促进代谢，提高身体的排毒能力。

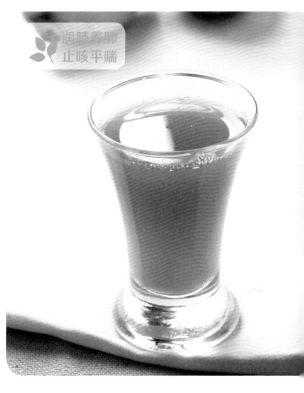

润肺养肺
止咳平喘

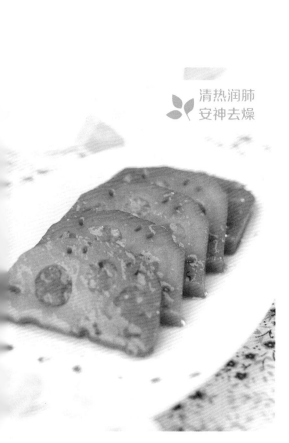

清热润肺
安神去燥

桂花糯米藕

原料：

莲藕 1 节，糯米 50 克，麦芽糖、糖桂花各适量。

做法：

1. 莲藕去皮，洗净；糯米淘洗干净，沥干。

2. 切去莲藕的一头做盖，将糯米塞入莲藕孔，将切下的莲藕盖与莲藕用牙签固定，放入锅中，加水没过莲藕。

3. 放入麦芽糖，大火烧开后，转小火煮 30 分钟，取出切片，淋上糖桂花即可。

功效分析：

莲藕具有清热润肺、凉血行瘀的功效，能促进体内废物排出。

上班族——久坐不动电脑眼

由于工作的关系，上班族多数久坐不动，因而腹部容易出现赘肉。长时间对着电脑，也会导致各种身体不适，如眼睛刺痛、视力下降、头晕等。适当站起来运动一下，搭配合理的饮食排毒，会让上班族身体状态逐渐恢复平衡。

运动和饮食排毒双管齐下

运动排毒

快步走：想要排毒，走路是非常好的办法，只需要在走路的时候加快速度，尽可能大地摆动和舒展手臂，就能简单轻松地帮助身体排出毒素。快步走可以帮助降低胆固醇含量和预防高血压。

跳起来：弹跳可以刺激淋巴系统排毒，帮助舒缓紧张的情绪，并且有效降低胆固醇含量，改善体液循环和呼吸。

饮食排毒

肝脏排毒：肝脏是人体中非常重要的解毒器官，日常生活中可以多食用胡萝卜、大蒜、葡萄、无花果等来帮助肝脏排毒。

肾脏排毒：肾脏也是人体排毒的一个重要器官，肾脏可以帮助过滤血液中的毒素和蛋白质分解后产生的废料，并通过尿液排出体外。日常生活中可以多吃黄瓜、樱桃等蔬果，有助于肾脏排毒。

润肠排毒：肠道可以帮助身体迅速排出毒素，但是如果身体已经出现消化不良的症状了，那么就会造成毒素停留在肠道，并且被重新吸收，给身体健康造成危害。日常生活中，魔芋、木耳、海带、猪血、苹果、草莓、蜂蜜、糙米等众多食物都能帮助消化系统排毒；可以加快人体的新陈代谢，帮助皮肤和肺脏排毒。

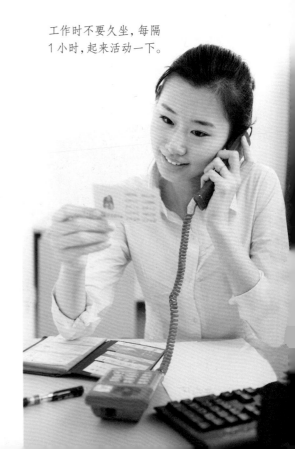

工作时不要久坐，每隔1小时，起来活动一下。

彩椒炒玉米粒

原料：

玉米粒 300 克，红椒、青椒各 1 个，白糖、盐各适量。

做法：

1. 红椒、青椒洗净，去籽，切丁。

2. 锅中放油烧热，放入玉米粒和盐，翻炒 3 分钟。

3. 加水，再炒 3 分钟，放入红椒丁、青椒丁，加白糖，翻炒均匀。

功效分析：

玉米含有丰富的膳食纤维，能促进消化，排出毒素，减轻脾胃的压力。

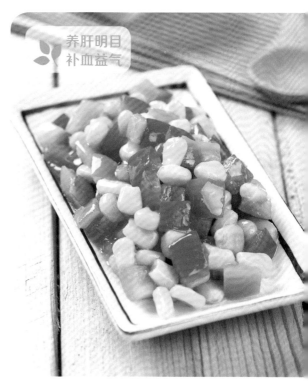

养肝明目
补血益气

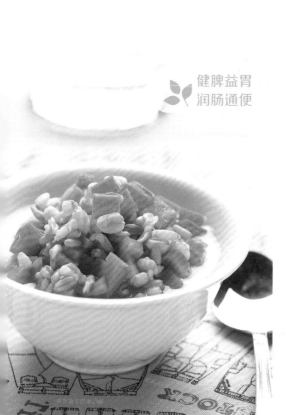

健脾益胃
润肠通便

胡萝卜燕麦粥

原料：

胡萝卜 1 根，燕麦仁 100 克，冰糖适量。

做法：

1. 胡萝卜切成小块；燕麦仁洗净，浸泡 30 分钟。

2. 锅置火上，放入燕麦仁和适量水，大火煮沸后改小火，放入胡萝卜块，待粥煮熟时，放入冰糖调味即可。

功效分析：

常吃胡萝卜能保护视力，有效降低血液中重金属的含量，有助于排出体内毒素。

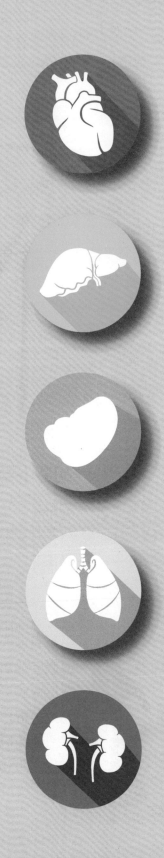

第八章
芬芳茶饮，简易排毒

茶能满足人们不同的养生需求，无论绿茶还是红茶，都是排毒的优选饮料。近年来流行的花草茶更是年轻女性的心头好，不仅能养颜，还能带来一份好心情。

养心茶——好气色给美丽加分

大街上美女数不胜数，什么样的美女最容易脱颖而出呢？那就是气色好的，皮肤不仅要白，还要红润有光泽。这就需要好好养心，从内到外，养出魅力十足的好气色。

玫瑰花茶

原料：

玫瑰花、冰糖各适量。

做法：

1. 将玫瑰花和冰糖一同放入壶中，冲入 80℃左右的热水（将 100℃的开水在室温条件下放置几分钟即可）。

2. 加盖，闷 5 分钟后即可饮用。

功效分析：

常喝玫瑰花茶能促进体内气血运行，帮助身体排出瘀毒，还能缓解女性月经时情绪低落、小腹疼痛等症状。

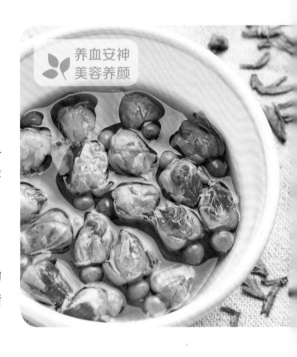

养血安神
美容养颜

玫瑰参茶

补气养血
美容养颜

原料：

玫瑰花 8 朵，西洋参 5 片，红枣 3 颗。

做法：

1. 红枣洗净。

2. 将红枣、玫瑰花、西洋参片放入壶中，冲入 80℃左右的热水。

3. 加盖，闷 5 分钟后即可饮用。

功效分析：

在玫瑰花茶里加些西洋参，能补气养阴、清热生津，还能促进人体血液循环。

玫瑰乌梅茶

原料：

玫瑰花 5 朵，乌梅 3 颗。

做法：

1. 将玫瑰花、乌梅一同放入壶中，冲入 80℃左右的热水。

2. 加盖，闷 5 分钟后即可饮用。

功效分析：

心情烦躁、容易生气都是心脏需要排毒的信号。在玫瑰花茶里加一些乌梅，不但能止渴生津，让心里的火慢慢降下去，还有消脂减肥的功效。

养心除烦
止渴调中

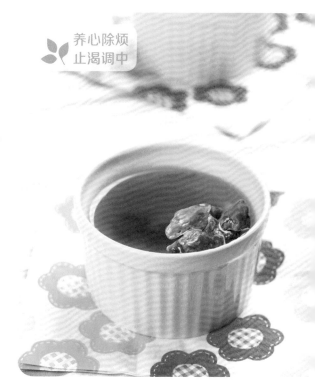

养心护肝
美容润肤

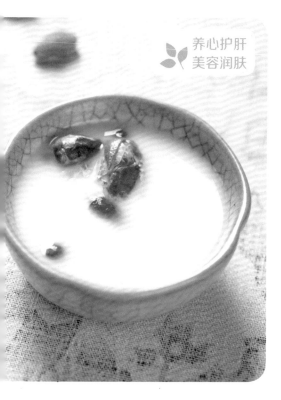

玫瑰牛奶茶

原料：

玫瑰花 6 朵，牛奶 1 杯，葡萄干、枸杞各适量。

做法：

1. 将玫瑰花、葡萄干、枸杞一同放入壶中，用开水冲泡。

2. 5 分钟后，倒入牛奶，搅拌均匀即可。

功效分析：

拥有好气色的同时，也要保持皮肤水润。这款玫瑰牛奶茶就是美容润肤的首选，可以随时饮用，尤其适合睡前两小时饮用，可帮助睡眠。

洛神花茶

原料：

洛神花 5 朵，蜂蜜适量。

做法：

1. 将洛神花放入锅中，加适量水煮沸。

2. 3 分钟后关火，浸泡 5 分钟左右。

3. 过滤茶渣后倒入杯中，加蜂蜜调味即可。

功效分析：

洛神花含有大量的花青素，能有效消除体内的自由基，是很好的抗氧化食物。洛神花茶具有很好的排毒养颜效果，是延缓衰老的佳品。

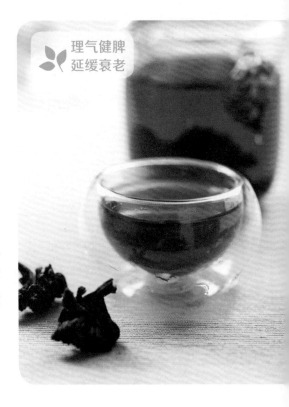

理气健脾
延缓衰老

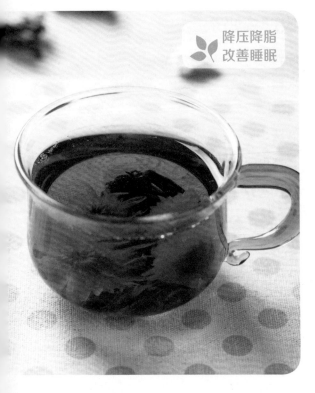

降压降脂
改善睡眠

洛神菊花茶

原料：

洛神花 8 朵，菊花 10 朵，冰糖适量。

做法：

1. 将洛神花、菊花、冰糖一同放入壶中，用开水冲泡。

2. 加盖，闷 10 分钟左右，搅拌均匀后即可饮用。

功效分析：

现代研究发现，食用洛神花能减少人体内的胆固醇和甘油三酯含量，能有效防治心血管疾病。此外，心绪不宁、失眠多梦的人也适合喝洛神花茶。

枸杞桂圆茶

原料：

玫瑰花 2 朵，桂圆 4 个，枸杞适量。

做法：

1. 桂圆去壳，与枸杞一同放入杯中，用开水冲泡。

2. 10 分钟后放入玫瑰花，片刻后即可饮用。

功效分析：

很多人经常熬夜，时间一长，皮肤就变得暗淡，还有明显的黑眼圈。这时候，心、肝都需要排毒，好让气血运行恢复正常。经常喝一些枸杞桂圆茶能滋阴养颜，改善熬夜带来的种种症状，还原靓丽皮肤。

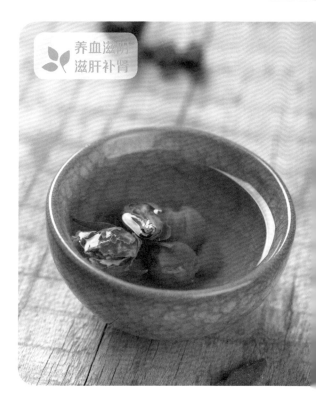

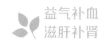

枸杞红枣茶

原料：

红枣 5 颗，枸杞 10 颗，冰糖适量。

做法：

1. 红枣去核，和枸杞一同放入锅中，加水煮沸。

2. 5 分钟后放入冰糖，煮至溶化即可。

功效分析：

心血不足的时候，人就容易出现精神恍惚、健忘、失眠、多梦等症状。只有把血补足了，人才会精神焕发。常吃枸杞、红枣、赤小豆等食物，坚持补血，精神自然会好起来。

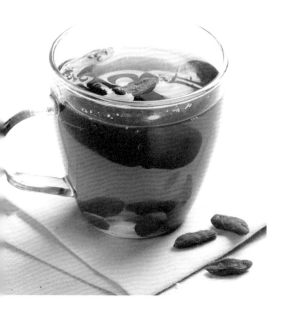

五味子松仁茶

原料：

五味子、松仁、蜂蜜各适量。

做法：

1. 将五味子放入杯中，倒入开水。

2. 加盖，闷 5 分钟后，倒入松仁、蜂蜜，搅拌均匀即可。

功效分析：

心虚、心悸、健忘、失眠都是心脏不好的表现，尤其对老年人而言。这时候最好保持心态平和，凡事往好处想，搭配一些养心的食物，如五味子，它能养五脏、安心神，是老年人和心脏病患者的良药。

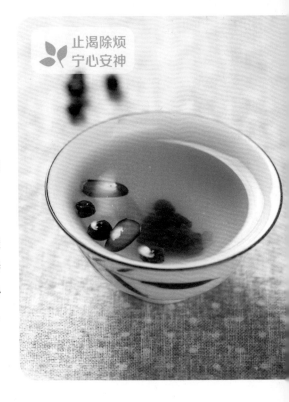

止渴除烦
宁心安神

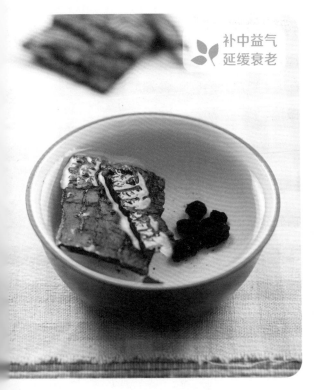

补中益气
延缓衰老

五味子杜仲茶

原料：

五味子、杜仲各适量。

做法：

1. 将五味子、杜仲一同放入杯中，倒入开水。

2. 加盖，闷 10 分钟后即可饮用。

功效分析：

杜仲中的天然活性成分能预防皮肤老化，增强皮肤光泽，具有很好的抗衰老效果，和五味子搭配食用，可使抗衰老功效更显著。

红枣养颜茶

原料：

红枣 10 颗，红茶、白糖各适量。

做法：

1. 红枣去核，和白糖一同倒入锅中，加水煮沸。

2. 将红茶用开水冲泡，加盖闷 5 分钟。

3. 将红茶和红枣汤混合，搅拌均匀即可。

功效分析：

俗话说"日食三枣，长生不老"，红枣能抗衰老、延寿命，是排毒抗衰的优选食物之一，具有补虚益气、养血安神的功效，对气血不足、倦怠无力等症状有很好的缓解作用。

养肝补心
延缓衰老

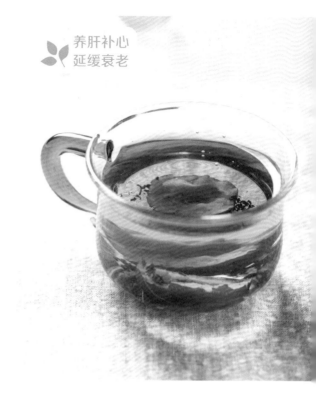

补血养颜
生津除烦

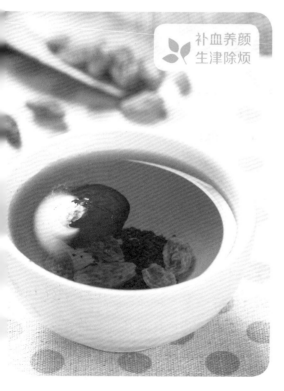

红枣葡萄干茶

原料：

红枣 5 颗，葡萄干 15 粒，红茶适量。

做法：

1. 红枣去核，和葡萄干一同放入锅中，加水煮沸。

2. 放入红茶，再煮 3 分钟即可。

功效分析：

月经调理不好很容易使女性患轻度贫血，出现脸色苍白、无精打采、手脚冰凉等症状。每天吃一小把葡萄干，既当零食又可食疗，补血的同时，还有助于改善因气血不足导致的面色暗黄等问题。

护肝茶——明亮的眼睛会放电

刷微博、聊微信、搜网页、看视频……做这些事情的时候，最受伤的就是眼睛，它要面对的是高强度的工作：白天上班对着电脑，晚上回家看着电视，临睡前还要再看会儿电子书。所以，是时候爱惜自己的眼睛了。

菊花茶

原料：

菊花 10 朵。

做法：

1. 将菊花放入壶中，倒入开水。

2. 浸泡 3~5 分钟后，即可饮用。

功效分析：

看电视、电脑、手机时间久了，就会觉得头晕、眼睛痛，这是肝需要排毒的信号，要及时改正不良生活习惯，多吃清肝明目的食物。菊花能疏散风热、消暑生津，常饮可润喉、明目，对上班族护眼很有益。

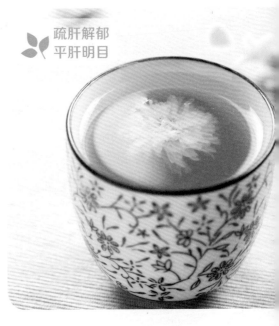

疏肝解郁
平肝明目

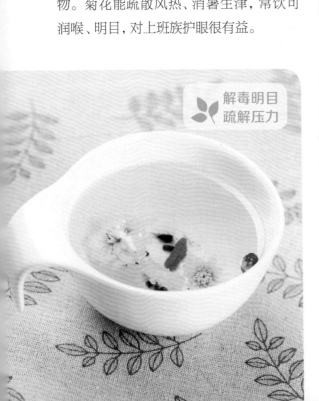

解毒明目
疏解压力

菊花决明子茶

原料：

菊花 5 朵，枸杞 8 粒，决明子适量。

做法：

1. 将菊花、枸杞和决明子一同放入杯中，倒入开水。

2. 浸泡 5 分钟后，即可饮用。

功效分析：

菊花、枸杞都是排肝毒、护眼睛的食材，搭配食用，养肝明目的效果更显著。

薄荷桑叶茶

原料：

薄荷叶 3 片，桑叶 5 片。

做法：

1. 将桑叶放砂锅中，加水煮 10 分钟左右。

2. 放入薄荷叶，再煮 1 分钟即可。

功效分析：

食用薄荷叶能有效排出胃肠毒素，消肿除湿，能帮助排便、减肥。薄荷叶还有祛风明目、散热止痒的功效，能有效缓解头痛眩晕、咽痛声哑、皮肤瘙痒等症状。

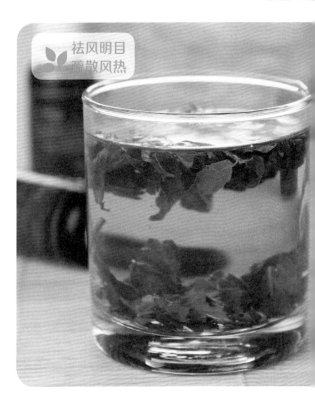

祛风明目
疏散风热

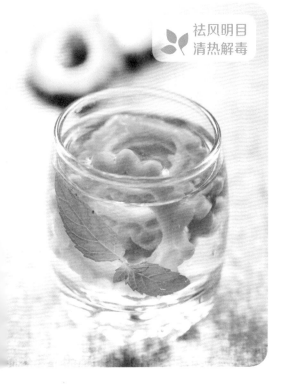

祛风明目
清热解毒

薄荷苦瓜茶

原料：

薄荷叶、苦瓜各 3 片，冰糖适量。

做法：

1. 将薄荷叶、苦瓜片、冰糖一同放入杯中，倒入开水。

2. 加盖，闷 5 分钟后即可饮用。

功效分析：

苦瓜中的活性蛋白质能提高机体免疫力，有很好的抗病毒效果。而且，苦瓜能加速体内毒素的排泄。天气炎热时，喝些薄荷苦瓜茶能提神醒脑、清热解毒，降心火、排心毒。

金银花茶

原料：

金银花 15 ~ 20 朵。

做法：

1. 将金银花放入杯中，倒入开水。

2. 待水温适宜后，即可饮用。

功效分析：

金银花有很好的排毒效果，对流感、牙周炎、扁桃体炎都有很好的杀菌消炎作用。流感多发季节可以多喝金银花茶，提高自身免疫力，抵御流感病毒侵袭。

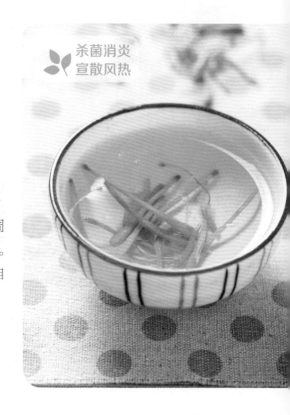

杀菌消炎
宣散风热

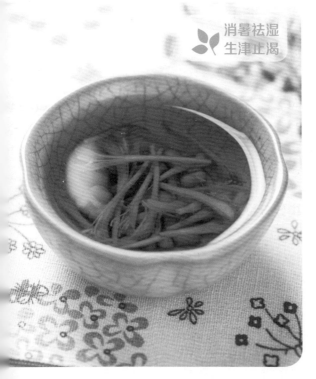

消暑祛湿
生津止渴

金银花绿豆茶

原料：

金银花 30 朵，绿豆适量。

做法：

1. 将金银花、绿豆分别洗净，放入锅中，加适量水，大火煎煮。

2. 10 分钟后关火，微凉后即可饮用。

功效分析：

绿豆的解毒、排毒效果是广为人知的。大火煎煮出来的绿豆汤对消暑热十分有效，在里面放些金银花，是夏季非常实用的消暑生津的饮品。

决明子茶

清肝明目
疏肝解郁

原料：

决明子、绿茶各适量。

做法：

1. 将决明子、绿茶一同放入杯中，倒入开水。

2. 浸泡 10 分钟后，即可饮用。

功效分析：

决明子能清肝明目，可有效排肝毒。肝阳上亢的人如果出现头痛、头晕、失眠等症状，可以用决明子做枕头，辅助治疗效果很好。

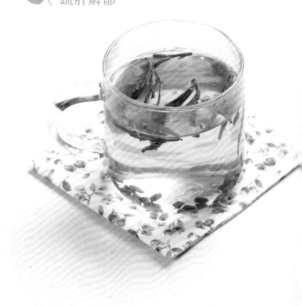

平肝明目
降糖降压

决明子甜菊叶茶

原料：

决明子适量，甜菊叶 2 片。

做法：

1. 将决明子、甜菊叶一同放入杯中，倒入开水。

2. 加盖，闷 10 分钟后即可饮用。

功效分析：

上班族经常对着电脑工作，视力下降快。经常喝决明子甜菊叶茶可以保护视神经，缓解眼睛疲劳，让眼睛炯炯有神。糖尿病患者常喝决明子甜菊叶茶还能降糖，有益身体健康。

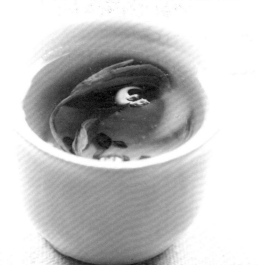

健脾茶——简单有效的减肥法

　　减肥是一件很痛苦的事情，很多人都经历过时间久、见效慢的减肥过程，关键是反弹快，好不容易减下去的脂肪，稍微放松，可能就长回来了。更有的人发现自己减肥困难，怎么减都减不掉，可能连喝水都会胖。这种情况多半是食物吃进胃里了，脾却消化不了，全堆积在身体里了。

荷叶茶

原料：

干荷叶 1/2 张。

做法：

1. 将干荷叶剪碎，放入壶中，倒入开水。

2. 浸泡 5 分钟，过滤后即可饮用。

功效分析：

荷叶有清热解暑、除湿祛瘀、利尿通便的功效，能帮助排出胃肠中残存的毒素。想要减肥的人可常喝荷叶茶，因为它能健脾升阳，减少人体对脂肪的吸收。

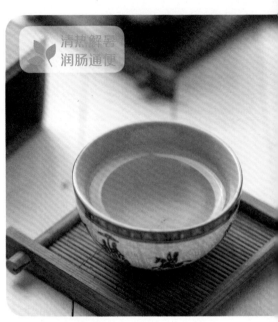

清热解暑
润肠通便

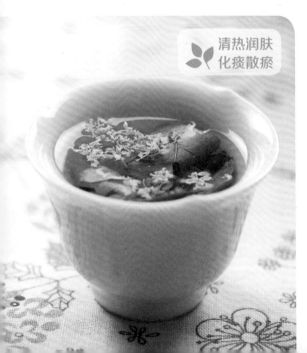

清热润肤
化痰散瘀

荷叶桂花茶

原料：

干荷叶 1/2 张，桂花 1 小把，绿茶、冰糖各适量。

做法：

1. 将干荷叶剪碎，和桂花、绿茶、冰糖一同放入茶杯中，倒入开水。

2. 加盖，闷 5 分钟后即可饮用。

功效分析：

桂花茶能帮助人体排出毒素，平衡神经系统，净化身心。

荷叶西瓜皮茶

清暑解热
消脂减肥

原料：

干荷叶 1/2 张，西瓜皮 1 块。

做法：

1. 西瓜皮洗净，切片。

2. 将干荷叶剪碎，与西瓜皮一同放入锅中，煎煮取汁即可。

功效分析：

夏天气温较高，高温下运动会加速体内水分流失，容易中暑。这时喝些荷叶西瓜皮茶既能降暑消脂，又能生津止渴，可谓一举两得。

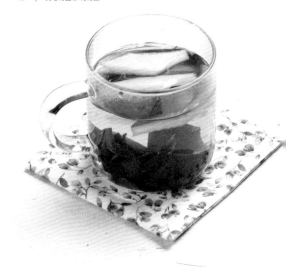

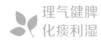
理气健脾
化痰利湿

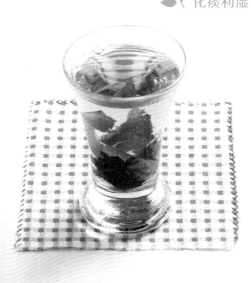

荷叶陈皮乌龙茶

原料：

干荷叶 1 张，陈皮、乌龙茶各适量。

做法：

1. 将干荷叶剪碎，与陈皮一同放入砂锅中，倒入适量水。

2. 大火煮沸后，小火煎煮 15 分钟。

3. 将乌龙茶放入杯中，冲入汤汁，浸泡 3 分钟即可。

功效分析：

陈皮、荷叶都有健脾、化湿的功效，能有效排出体内的湿毒。

大麦茶

原料：

大麦茶 1 小把。

做法：

1. 将大麦茶放入锅中，加水煎煮。

2. 5~10 分钟后关火，微温后即可饮用。

功效分析：

经常吃烧烤、火锅、麻辣烫、麻辣香锅等热烫、辛辣、油腻的食物会给肠胃和脾带来很大的负担。这时喝些大麦茶可以解腻、消食，帮助肠胃和脾排毒，减轻身体的不适。

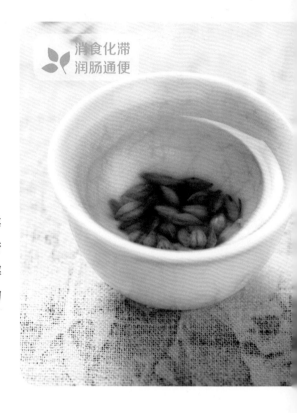

消食化滞
润肠通便

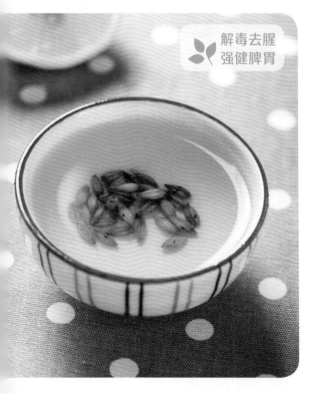

解毒去腥
强健脾胃

大麦柠檬茶

原料：

大麦茶 1 小把，冰糖 4 粒，柠檬汁适量。

做法：

1. 将大麦茶放入杯中，倒入开水。

2. 加盖，闷 3 分钟后，放入适量柠檬汁。

3. 放入冰糖，轻轻搅拌均匀即可。

功效分析：

食用大麦茶能健脾消食、清热止渴。大麦茶含有大量的膳食纤维，因此具有很好的排肠毒、润肠道的功效。大麦茶性温，想要通便减肥又脾胃寒凉的人，可以用大麦茶代替性寒的绿茶。

山楂荷叶茶

原料：

山楂 15 片，荷叶 1 张，红枣 2 颗。

做法：

1. 荷叶洗净，撕成小片；红枣去核，与山楂、荷叶片一同放入锅中，加水煮沸。

2. 5 分钟后过滤，即可饮用。

功效分析：

山楂具有降血脂、降血压、行气散瘀的功效，是排心毒和排脾毒的食疗佳品。经常饮用山楂荷叶茶还能消脂减肥，有助瘦身。

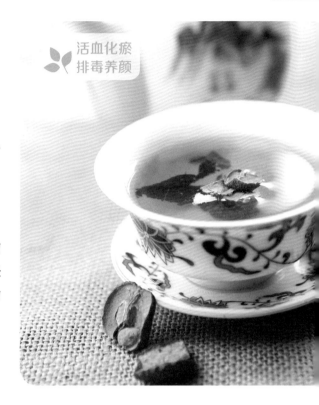

活血化瘀
排毒养颜

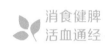

消食健脾
活血通经

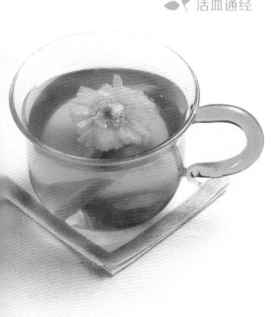

山楂菊花茶

原料：

山楂 3 片，菊花 5 朵。

做法：

1. 将山楂、菊花一同放入杯中，倒入开水。

2. 加盖，闷 10 分钟后即可饮用。

功效分析：

山楂具有消食化积的功效。需要注意的是，山楂味酸，不适合空腹食用，以免胃酸分泌过多，对胃溃疡患者来说弊大于利。因此，最好是饭后吃山楂，这样才能健脾消食。

润肺茶——皮肤不干，嗓子不痛

咳嗽、痰多、嗓子不舒服的时候，我们就会意识到，肺可能不太好了。尤其现在空气污染比较严重，人们对肺比较关注。中医讲"肺主皮毛"，就是说，肺好，皮肤就好。想要润肤，多吃些润肺养肺的食物可能比用护肤品效果还好。

百合桂圆茶

原料：

百合花 3 朵，桂圆 3 颗，枣仁、蜂蜜各适量。

做法：

1. 桂圆取肉，和百合花、枣仁一同放入杯中。

2. 倒入开水，浸泡 10 分钟后，倒入蜂蜜，搅拌均匀即可。

功效分析：

百合花具有润肺止咳、宁心安神的功效，经常食用还能排毒养颜。

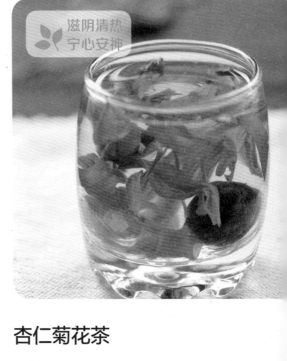

滋阴清热
宁心安神

清热解毒
止咳平喘

杏仁菊花茶

原料：

苦杏仁 5 粒，菊花 4 朵，金银花、蜂蜜各适量。

做法：

1. 将苦杏仁、菊花、金银花放入杯中，倒入开水。

2. 加盖，闷 5 分钟后，倒入蜂蜜，搅拌均匀即可。

功效分析：

常喝杏仁菊花茶，能有效提高身体的免疫力，抵御风邪之毒。

杏仁茶

原料：

甜杏仁 8 粒，苦杏仁 3 粒。

做法：

1. 将甜杏仁、苦杏仁分别洗净，捣碎。

2. 将杏仁碎放入壶中，倒入开水。

3. 冲泡 20 分钟后，即可饮用。

功效分析：

常吃杏仁可以润肺养颜、滋润皮肤，逐渐改善皮肤状态，让皮肤水润有光泽。

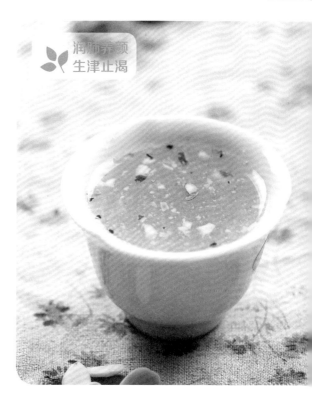

润肺养颜
生津止渴

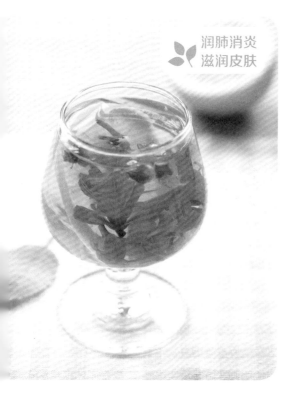

润肺消炎
滋润皮肤

百合桃花茶

原料：

百合花 3 朵，桃花 2 朵，柠檬 1 片。

做法：

1. 将百合花、桃花、柠檬片一同放入杯中，倒入开水。

2. 加盖，闷 5 分钟后即可饮用。

功效分析：

脸上出现痘痘，可能是心火旺盛引起的。桃花能养心宁神，百合花能润肺消炎，这些都可以帮助身体排心毒、肺毒，让皮肤重现光滑、平整、细腻的状态。

罗汉果茶

原料：

罗汉果 1/2 个。

做法：

1. 将罗汉果冲洗干净，去掉外壳，掰成小块，放入杯中。

2. 倒入开水，加盖，闷 10 分钟后即可饮用。

功效分析：

长期抽烟、过度用嗓、经常熬夜的人如果想要排肺毒，首选罗汉果。冰镇罗汉果茶十分清凉，既能提神生津，又能预防呼吸道感染。

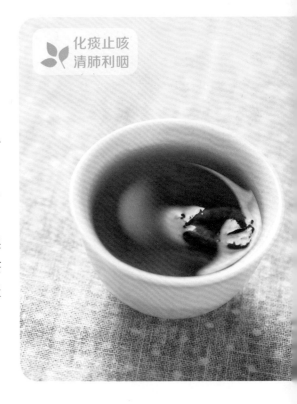

化痰止咳
清肺利咽

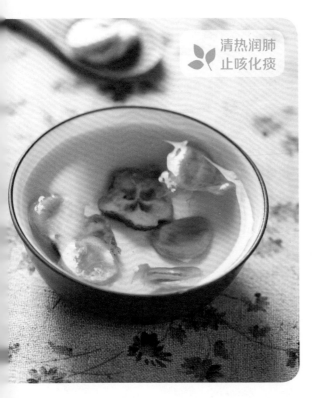

清热润肺
止咳化痰

罗汉果山楂茶

原料：

罗汉果 1 个，山楂 5 片。

做法：

1. 将罗汉果冲洗干净，去掉外壳，和山楂一同放入锅中。

2. 加入适量水，大火煮沸后，小火再煮 5 分钟。

3. 待温热或凉凉后，即可饮用。

功效分析：

罗汉果归肺经、大肠经，有润肺止咳、生津止渴、润肠通便的功效。当出现口渴、咽喉炎、扁桃体炎等症状时，均可用罗汉果泡茶、煮汤。

千日红茶

原料：

千日红 4 朵，冰糖适量。

做法：

1. 将千日红、冰糖一同放入杯中，倒入开水。

2. 浸泡 5 分钟后，搅拌均匀即可饮用。

功效分析：

空气干燥的秋冬季节，皮肤容易出现过敏、干燥，甚至起皮脱屑的现象。这时候喝一些千日红茶不仅能有效缓解上述症状，还能让身体感觉暖暖的。此外，最好不要用白糖代替冰糖，因为冰糖有润肺的功效，而白糖没有此功效。

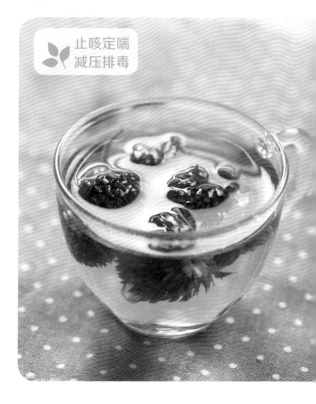

止咳定喘
减压排毒

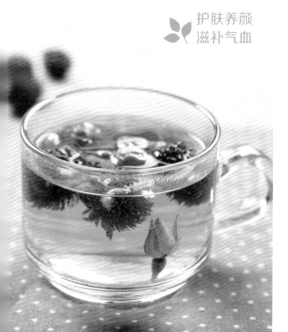

护肤养颜
滋补气血

千日红玫瑰茶

原料：

玫瑰花、千日红各 4 朵，冰糖适量。

做法：

1. 将玫瑰花、千日红、冰糖一同放入壶中，倒入开水。

2. 浸泡 5 分钟后，即可饮用。

功效分析：

千日红有很好的滋阴效果，搭配滋补气血的玫瑰花，能同时排心毒、肺毒，让皮肤重现光泽，气色更好。经常饮用千日红玫瑰茶还能调节内分泌，延缓衰老。

补肾茶——六七十岁不显老

肾好了，人就有精气神，看着就不显老。尤其是人的头发和眉毛，乌黑浓密的话，使人看起来年轻了十几岁。相反，中年人有了白头发，眉毛的颜色也开始变淡，看起来就老了十几岁。此外，黑眼圈范围逐渐增大、经常腰酸、走路没劲、小便异常等症状，都是肾需要排毒的表现。

枸杞菊花茶

原料：

菊花 5 朵，枸杞 6 粒。

做法：

1. 将菊花和枸杞一同放入杯中，倒入开水。

2. 浸泡 5 分钟后，即可饮用。

功效分析：

多喝枸杞菊花茶有助于肾排毒，预防和缓解老年人眼花、耳聋等症状。

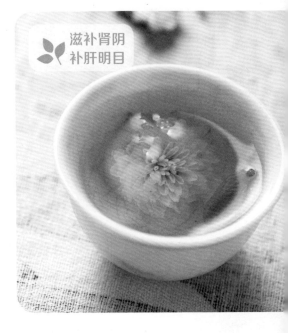

滋补肾阴
补肝明目

枸杞银耳茶

原料：

水发银耳 1 朵，菊花 5 朵，枸杞、冰糖各适量。

做法：

1. 将枸杞、银耳、菊花放入锅中，加适量水，小火煮 20 分钟。

2. 出锅前将冰糖放入锅中溶化即可。

功效分析：

枸杞富含 β - 胡萝卜素，能清除体内自由基，具有延缓衰老的作用。

滋阴润肺
补肾益精

菟丝子茶

原料：

菟丝子 20 粒。

做法：

1. 将菟丝子捣碎，倒入开水。

2. 加盖，闷泡 15 分钟后即可饮用。

功效分析：

菟丝子具有养肝明目、补肾益精的功效，适用于肝虚目昏以及脑力劳动者。需要注意的是，阴虚火旺、大便燥结的人不宜饮用。

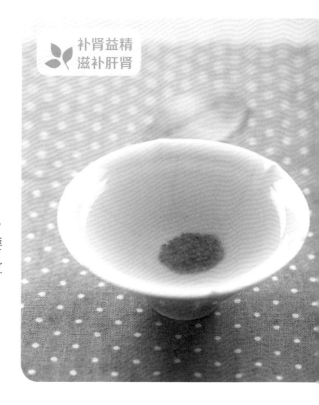

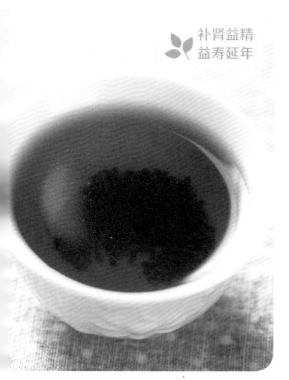

菟丝子红糖茶

原料：

菟丝子 20 粒，红糖适量。

做法：

1. 将菟丝子捣碎，与红糖一同放入杯中，倒入开水。

2. 加盖，闷泡 15 分钟后即可饮用。

功效分析：

上班族经常对着电脑，难免会出现眼睛干涩、疼痛的现象。而且，熬夜、加班都会加重肾的负担，无法将毒素及时排出。平时喝些菟丝子红糖茶会有效缓解这些症状。

黑芝麻杏仁茶

原料：

黑芝麻 1 小把，甜杏仁 5 粒，绿茶、冰糖各适量。

做法：

1. 将黑芝麻、甜杏仁分别捣烂。

2. 将所有材料一同放入杯中，倒入开水。

3. 浸泡 5 分钟后，搅拌均匀即可饮用。

功效分析：

经常食用黑芝麻能补肾益精，从而排出肾毒，延缓衰老。如李时珍在《本草纲目》中所说："服至百日，能除一切痼疾。一年身面光泽不饥，二年白发返黑，三年齿落更生。"

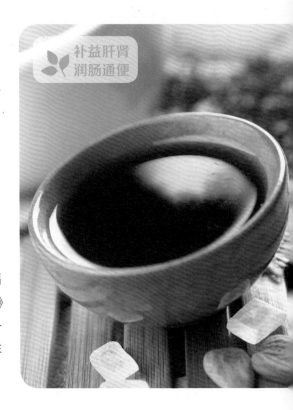

补益肝肾
润肠通便

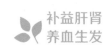

补益肝肾
养血生发

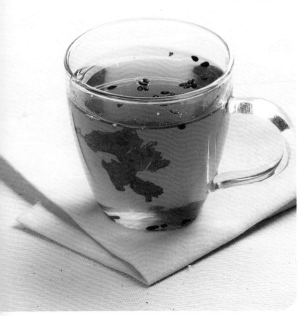

黑芝麻桑叶茶

原料：

黑芝麻 1 小把，桑叶 5 片。

做法：

1. 将黑芝麻、桑叶一同放入杯中，倒入开水。

2. 浸泡 3 分钟后，即可饮用。

功效分析：

大量脱发不仅会影响外貌，更是肾脏不堪重负的信号之一。肾毒积累过多时，肾精生血不利，无法濡养毛发。因此，适当吃一些补肾益精的食物有利于肾脏排毒，帮助头发恢复生机。

五味子乌梅茶

原料：

乌梅、红枣各 3 颗，五味子、绿茶各适量。

做法：

1. 将所有材料放入杯中，倒入开水。

2. 加盖，闷 3 分钟后即可饮用。

功效分析：

五味子具有很强的消炎作用，能修复肝脏损伤，帮助人体解毒、排毒，过滤有毒物质。经常食用五味子，不仅能养肝，还能补肾，促进气血运行。

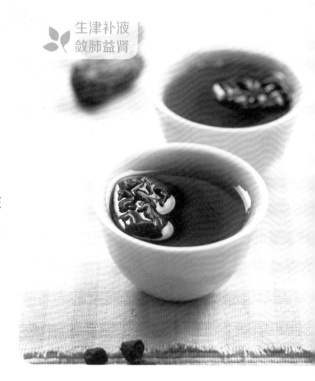

生津补液
敛肺益肾

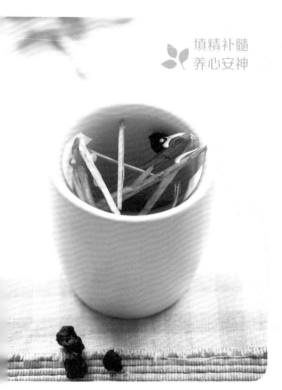

填精补髓
养心安神

五味子刺五加根茶

原料：

五味子适量，刺五加根 5 片。

做法：

1. 将五味子、刺五加根一同放入壶中，倒入开水。

2. 加盖，闷 10 分钟后即可饮用。

功效分析：

一般来说，男性经常外出应酬，难免喝酒，因此是肝、肾需排毒的主要人群。常喝五味子刺五加根茶能促进胆汁分泌，加速酒精等有毒物质的排泄，减轻肝、肾的负担，改善腰膝酸痛、失眠健忘等症状。

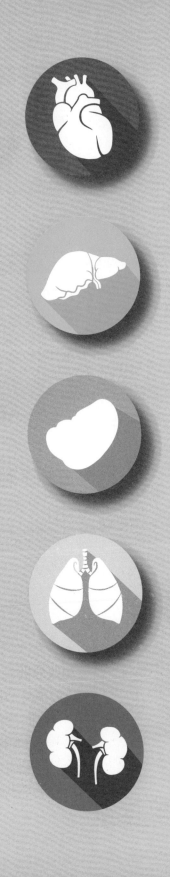

第九章
清肝清肺，抵御病毒和雾霾

秋冬，空气质量可能不那么尽如人意，我们需要增强身体抵抗力，清肝清肺，预防疾病。要充分利用食物的天然优势，给身体做个大扫除。

巧用食物清肝

　　肝脏是人体中最重要的解毒器官。肝脏细胞中蕴含着丰富的酶素，不论是药物、激素或是微生物产生的毒素等，还是内生性或是外生性的有毒物质，都需要靠肝脏来分解，以减少体内毒素的累积。

　　中医认为，酸味入肝，具有收敛、固涩、止汗、止泻等作用。现代临床研究发现，酸味食物如乌梅、石榴、山楂、橙子等，有增强人的消化功能和保护肝脏、降血压、软化血管的功效。绿色食物含有大量的膳食纤维，能促进胃肠的蠕动，有助于体内代谢产物的排泄，从而减轻肝的负担。

芝麻茼蒿

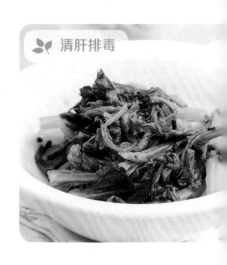

清肝排毒

原料：

茼蒿 200 克，黑芝麻 15 克，香油、盐各适量。

做法：

1. 茼蒿择洗干净，切段，用开水焯熟。

2. 油锅烧热，放入黑芝麻过油，迅速捞出。

3. 将黑芝麻撒在茼蒿段上，加香油、盐搅拌均匀即可。

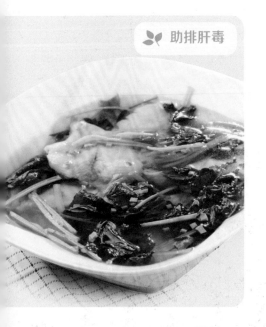

助排肝毒

菠菜鱼片汤

原料：

鲫鱼 250 克，菠菜 100 克，火腿 25 克，葱、姜、料酒、盐各适量。

做法：

1. 葱切段，姜切片，火腿切末，备用。

2. 鲫鱼洗净，切薄片，加盐、料酒腌制 30 分钟。

3. 菠菜择洗干净，切段，用开水焯烫。

4. 油锅烧热，至五成热时，放葱段、姜片炒香后取出，放鱼片略煎，加水煮沸。小火焖 20 分钟，放入菠菜段、火腿末即可。

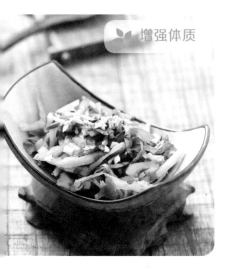

增强体质

老虎菜

原料：

尖椒 2 个，黄瓜 1 根，大葱 1/2 根，香菜、蒜、姜、香油、酱油、盐各适量。

做法：

1. 尖椒、黄瓜、大葱洗净，切成细丝；蒜、姜切末；将香油、酱油、盐调成调味汁。

2. 香菜洗净，切段，与大葱丝、蒜末、姜末一同加入尖椒丝、黄瓜丝中，倒入调味汁搅拌均匀即可。

苦瓜豆腐汤

原料：

苦瓜 1 根，豆腐 300 克，香油、水淀粉、盐、彩椒丝各适量。

做法：

1. 苦瓜洗净去籽，切条，焯水捞出；豆腐切片。

2. 将苦瓜条和豆腐片放入砂锅中，加入适量水，大火煮沸，转小火煲 20 分钟，加盐调味。

3. 用水淀粉勾薄芡，淋上香油、点缀彩椒丝即可。

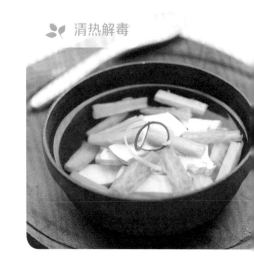

清热解毒

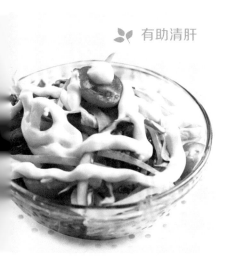

有助清肝

五色沙拉

原料：

紫甘蓝 50 克，圣女果 2 个，洋葱、生菜、黄椒各 30 克，沙拉酱适量。

做法：

1. 紫甘蓝、黄椒洗净，切丝；洋葱洗净，切圈；圣女果洗净，对半切开；生菜洗净，用手撕开。

2. 将紫甘蓝丝、洋葱圈放入开水中焯一下，捞出沥干；将所有材料加适量沙拉酱搅拌均匀即可。

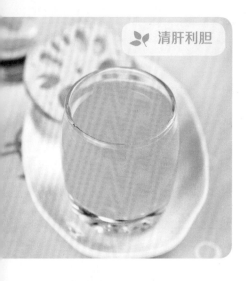

清肝利胆

莲藕橙汁

原料：

莲藕 100 克，橙子 1 个。

做法：

1. 莲藕洗净，去皮，切成小块。

2. 橙子切成 4 块，去皮，掰瓣，去籽。

3. 将莲藕块、橙子瓣放入榨汁机中，加适量水榨汁即可。

韭菜炒豆芽

原料：

绿豆芽 300 克，韭菜 100 克，葱、姜、盐各适量。

做法：

1. 将绿豆芽、韭菜择洗干净，韭菜切段；葱、姜切丝。

2. 锅置大火上，放入油，用葱、姜丝炝锅，倒入绿豆芽翻炒几下。

3. 倒入韭菜段，加盐翻炒至断生即可。

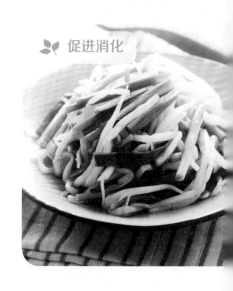

促进消化

排毒清火

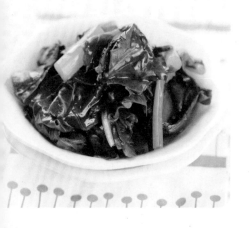

凉拌芥蓝

原料：

芥蓝 300 克，香油、盐各适量。

做法：

1. 芥蓝洗净，去掉粗的茎皮，切段。

2. 将芥蓝放入开水中焯烫，捞起后，凉凉。

3. 加适量盐搅拌均匀，淋上香油即可。

润肺护肝

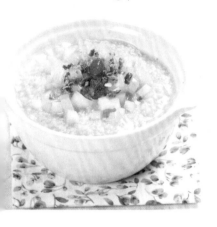

芹菜陈皮粥

原料：

芹菜 20 克，陈皮 5 克，粳米 50 克，枸杞适量。

做法：

1. 芹菜洗净，切末；陈皮洗净，晒干，切碎；粳米洗净，浸泡 40～50 分钟。

2. 粳米加适量清水，大火煮沸后，再用小火煮至黏稠，盛出后加陈皮碎和芹菜末，点缀上适量枸杞即可。

春笋酸菜腊肉汤

原料：

春笋 1 根，腊肉 150 克，酸菜 200 克，姜、盐各适量。

做法：

1. 春笋去皮，切成斜块；腊肉洗净，切片；酸菜洗净，切段；姜洗净，切片。

2. 将春笋、腊肉、酸菜和姜片一同放入砂锅中，加清水，大火煮沸后转小火煲 1 小时，加盐调味。

增强食欲

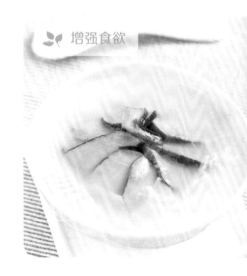

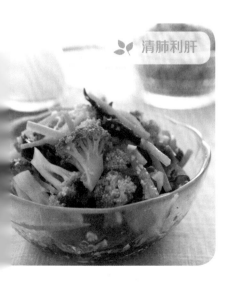

清肺利肝

西蓝花拌黑木耳

原料：

西蓝花 200 克，水发黑木耳、胡萝卜各 20 克，蒜末、生抽、陈醋、白糖、盐、香油各适量。

做法：

1. 水发黑木耳洗净，撕成小朵，焯熟；西蓝花洗净，掰小朵，焯熟；胡萝卜洗净，切丝，焯熟；将所有作料调成料汁。

2. 将上述食材装盘，淋上料汁拌匀即可。

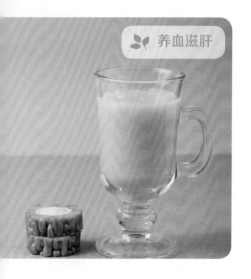

🌿 养血滋肝

苦瓜菠萝酸奶

原料：

苦瓜 1 根，菠萝 100 克，酸奶 100 毫升。

做法：

1. 苦瓜去瓤洗净，切小块；菠萝去皮洗净，切小块，用盐水浸泡 30 分钟。

2. 将苦瓜块、菠萝块和酸奶一同放入榨汁机中，加水搅打成汁，倒入杯中饮用即可。

荸荠腐竹猪肚汤

原料：

猪肚 1 个，荸荠 10 个，腐竹 4 根，姜、盐各适量。

做法：

1. 泡发腐竹后切段；荸荠去皮，切片；姜洗净，切片。

2. 猪肚洗净，用开水氽 3 分钟，捞出切丝。

3. 将猪肚丝和姜片放入砂锅中，加入适量水，大火煮沸，转小火煲 2 小时，再放入荸荠和腐竹段煮熟，加盐调味即可。

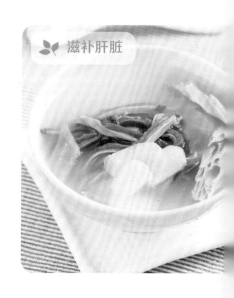

🌿 滋补肝脏

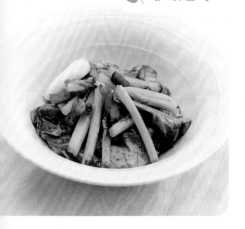

🌿 护眼理气

炒萝卜缨

原料：

萝卜缨 300 克，猪里脊肉 100 克，干辣椒、葱段、花椒、酱油、盐各适量。

做法：

1. 萝卜缨洗净切段；猪里脊肉洗净切块。

2. 锅置火上，倒入油烧热，放入干辣椒、葱段、花椒炝锅，放入里脊肉块，煸干水分后，调入酱油继续翻炒，放入萝卜缨，炒至翠绿时，加盐调味即可。

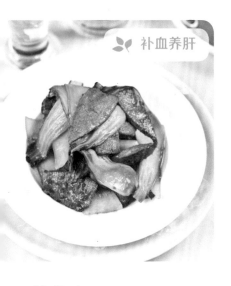

补血养肝

猪肝炒油菜

原料：

油菜 200 克，猪肝 50 克，葱末、盐、生抽各适量。

做法：

1. 油菜洗净，切段；猪肝洗净切成薄片。

2. 油锅烧热，放入葱末煸出香味，倒入猪肝翻炒。

3. 倒入油菜炒熟，加适量盐和生抽调味即可。

荠菜粥

原料：

荠菜 200 克，粳米 100 克。

做法：

1. 将荠菜择洗干净，切碎。

2. 粳米淘洗干净，放入锅内，加水煮沸。

3. 将荠菜碎放入锅内，熬煮成粥即可。

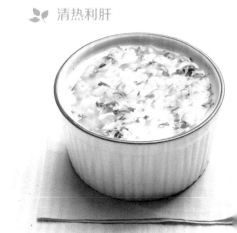

清热利肝

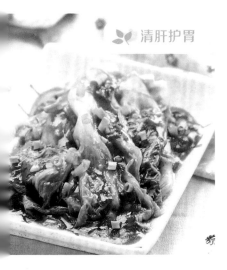

清肝护胃

蚝油生菜

原料：

生菜 200 克，蒜末、葱末、生抽、蚝油、盐各适量。

做法：

1. 生菜洗净，焯烫，沥水后盛入盘中；碗中倒入蚝油、生抽、盐与适量水，搅拌成调料汁，备用。

2. 油锅烧热，倒入葱末、蒜末炒香，再倒入调料汁，煮至汤浓，盛出淋在生菜上，撒葱末，搅拌均匀即可。

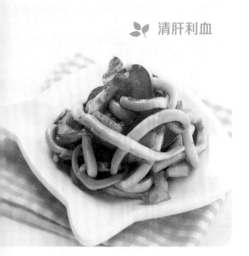

清肝利血

椒香鱿鱼丝

原料：

鱿鱼 1 条，青椒丝、红椒丝、葱末、姜末、蚝油、盐各适量。

做法：

1. 将处理好的鱿鱼放入沸水中氽烫，过凉，切细丝，放入容器中，加入青椒丝、红椒丝；将葱末、姜末一同撒在鱿鱼丝上，淋上蚝油。

2. 油锅烧热，将热油倒在鱿鱼丝上，加盐拌匀即可。

蒜醋黄瓜片

原料：

黄瓜 1 根，蒜蓉、白醋、盐各适量。

做法：

1. 黄瓜洗净，切成薄片，用盐腌 10 分钟。

2. 用冷开水洗去黄瓜的部分咸味，控干。

3. 放入蒜蓉、白醋，腌一会儿即可。

清热止渴

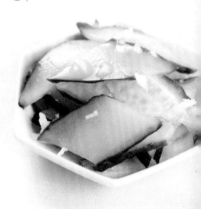

杀菌清火

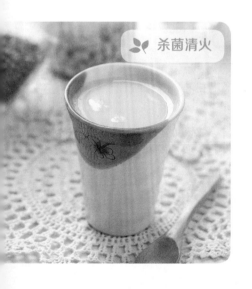

芦笋绿豆浆

原料：

芦笋 30 克，黄豆 40 克，绿豆 20 克。

做法：

1. 将黄豆、绿豆用清水浸泡 10~12 小时，捞出洗净。

2. 芦笋洗净，切段，备用。

3. 将以上食材一同放入豆浆机中，加清水至上下水位线之间，启动豆浆机，待制作完成后，过滤即可。

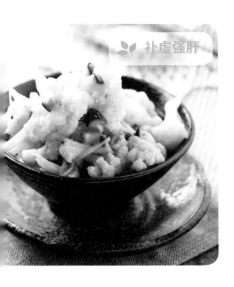
补虚强肝

香菇炒花菜

原料：

花菜 250 克，香菇 6 朵，鸡汤、葱丝、姜丝、香油、盐各适量。

做法：

1. 花菜洗净掰朵，用热水焯一下；香菇去蒂，洗净，用温水泡发，切丁。

2. 油锅烧热，放入葱丝、姜丝炒香后取出，加鸡汤、盐，烧开后放入香菇丁、花菜，出锅时淋香油即可。

石榴西米粥

原料：

石榴 150 克，西米 50 克，糖桂花适量。

做法：

1. 石榴去皮，掰散取果粒。

2. 锅中加入石榴果粒和水煮沸，凉凉后，滤去渣，加入西米，再次煮沸，调入糖桂花即可。

 保肝护肝

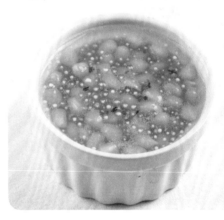

橙子山楂汁

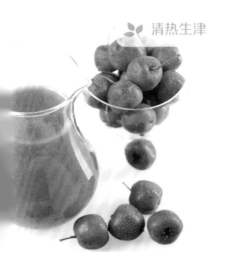
清热生津

原料：

橙子 2 个，山楂 20 克，蜂蜜适量。

做法：

1. 橙子洗净，切块，去皮；山楂洗净，切块，去核。

2. 将橙子块、山楂块混合放入榨汁机中，加入适量水榨汁后加入适量蜂蜜调味即可。

空气不好勤清肺

中医认为，饮食不当是诱发"秋燥"诸症的重要原因之一。在秋季，人们可通过食疗来"除秋燥、养肺阴"，比如，适当多吃梨、荸荠、蜂蜜、银耳、苹果、葡萄、萝卜、莲藕、百合、冰糖、鸭肉等滋阴润燥的食物。

辛味食物具有发散、行气的功效，能刺激食欲，健脾开胃，宣发肺气，让气血流动起来，让人的身体生机勃勃。很多辛味食物都可以作为调料使用，如常见的葱、姜、蒜、辣椒、香菜、芥末、胡椒、洋葱、茴香等，但辛味食物不可多食。

按照中医"肺为水之上源""肺与大肠相表里"，以及五行中"火能克金，金可耗火"的理论，白色食物特别是白色的水果蔬菜，大多具有清热、利水、通肠、排便、化痰等功效，如银耳、百合、梨、白萝卜、莲藕、山药、冬瓜等。

菠菜猪肝汤

原料：

猪肝 100 克，菠菜 150 克，料酒、姜、葱、盐各适量。

做法：

1. 姜洗净，切片；葱洗净，切丝；猪肝择洗干净，切片，加姜片、葱丝和料酒腌制 30 分钟。

2. 菠菜择洗干净，用开水焯 1 分钟，捞出；锅中加入适量水煮沸，放入猪肝，煮沸，再放入菠菜煮熟，出锅前加盐调味即可。

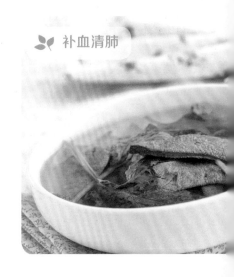

🍃 补血清肺

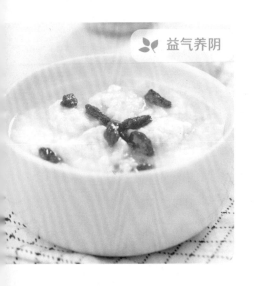

🍃 益气养阴

山药枸杞粥

原料：

山药 200 克，粳米 50 克，枸杞、面粉各适量。

做法：

1. 粳米煮成粥；枸杞洗净；山药洗净，磨成泥。

2. 将山药泥放入碗中，加入面粉，搅拌成面团。

3. 将面团挖出丸子状，放入滚水中，煮至浮起，将枸杞、丸子倒入粥中，略煮片刻即可。

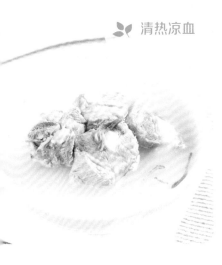

清热凉血

金银花排骨汤

原料：

排骨 500 克，金银花 10 克，料酒、盐各适量。

做法：

1. 排骨洗净，剁块，用开水汆 5 分钟。

2. 将排骨块和金银花一同放入砂锅中，加入适量水和料酒，大火煮沸。

3. 转小火煲 2 小时，出锅前加盐调味即可。

银耳拌黄瓜

原料：

泡发银耳 5~8 朵，黄瓜片、蒜末、花椒粒、干辣椒碎、陈醋、盐各适量。

做法：

1. 泡发银耳放入沸水中焯烫一下，捞出凉凉；黄瓜片与银耳加蒜末、陈醋、盐一同放入大碗中。

2. 油锅烧热，放入花椒粒、干辣椒碎炸香，浇在备好的食材上，搅拌均匀即可。

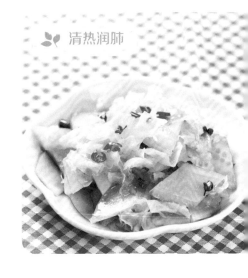

清热润肺

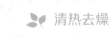

清热去燥

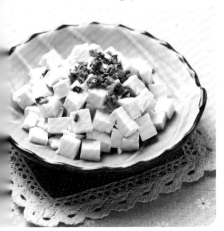

香椿拌豆腐

原料：

香椿 50 克，豆腐 250 克，香油、盐各适量。

做法：

1. 豆腐切块，焯去豆腥味；香椿用开水略烫，切碎末。

2. 将香椿末撒在豆腐块上，加香油、盐拌匀即可。

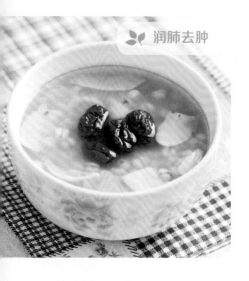

润肺去肿

红枣薏米百合汤

原料：

红枣 10 颗，薏米 100 克，鲜百合 20 克。

做法：

1. 薏米洗净，浸泡 4 小时；红枣洗净，去核。

2. 将薏米放入砂锅中，加入适量水，大火煮沸。

3. 转小火煲 1 小时，再放入鲜百合和红枣，煮熟即可。

莲子芋头粥

原料：

糯米 50 克，莲子、芋头各 30 克。

做法：

1. 将糯米、莲子洗净，莲子泡软。

2. 芋头洗净，去皮，切成小块。

3. 将莲子、糯米、芋头块一同放入锅中，加适量水同煮至熟即可。

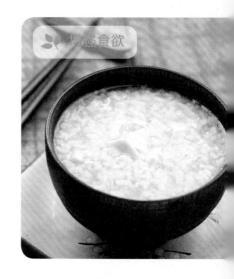

增进食欲

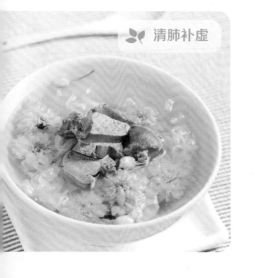

清肺补虚

银耳鸡肝汤

原料：

银耳、茉莉花各 15 克，菊花 10 克，鸡肝 100 克，料酒、姜、盐各适量。

做法：

1. 银耳泡发撕片；鸡肝洗净，切片；姜切片。

2. 将鸡肝片和银耳片放入砂锅中，加水煮沸。

3. 加入料酒和姜片，煮至鸡肝九成熟时，放入菊花和茉莉花，稍煮片刻，出锅前加盐调味即可。

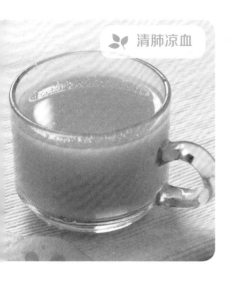

清肺凉血

莲藕橘皮蜜汁

原料：

莲藕 100 克，新鲜橘皮 20 克，蜂蜜适量。

做法：

1. 莲藕洗净，去皮切块；新鲜橘皮洗净，用盐水浸泡后切小块。

2. 将莲藕块、橘皮块放入榨汁机中，加适量水榨汁，调入蜂蜜即可。

生姜萝卜汁

原料：

生姜 30 克，白萝卜半根，柠檬汁适量。

做法：

1. 生姜洗净，切小块；白萝卜洗净，切小块。

2. 将生姜块、白萝卜块放入榨汁机中，加适量水榨汁，榨好过滤后倒入杯中，加入柠檬汁调匀即可。

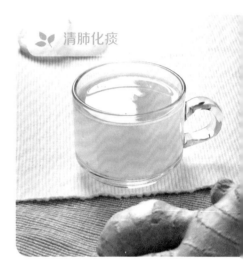

清肺化痰

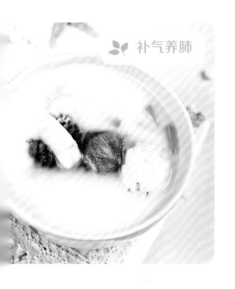

补气养肺

奶汁百合鲫鱼汤

原料：

鲫鱼 1 条，牛奶 150 毫升，木瓜 20 克，百合 15 克，盐、葱末、姜末各适量。

做法：

1. 鲫鱼处理干净；木瓜洗净，切片。油锅烧热，略煎鲫鱼，加水大火烧开，放葱末、姜末，改小火慢炖。

2. 汤汁呈奶白色时放木瓜片，加盐调味，再放牛奶稍煮，出锅前放百合。

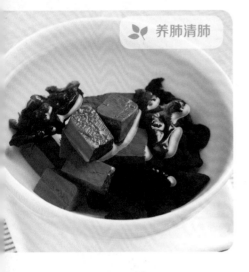

养肺清肺

木耳猪血汤

原料：

猪血 100 克，木耳 10 克，盐适量。

做法：

1. 将猪血切块；木耳水发后撕成小块。

2. 将猪血与木耳同放锅中，加适量水，用大火加热烧开。

3. 用小火炖到猪血块浮起，加盐调味即可。

玉米燕麦羹

原料：

鲜玉米粒 200 克，荸荠 6 个，燕麦、白糖各适量。

做法：

1. 燕麦用水浸泡 30 分钟；荸荠去皮，切丁，煮熟。

2. 锅中加水煮熟玉米粒，捞出，放入豆浆机中，打成玉米蓉。

3. 将玉米蓉、燕麦放入锅中，中火熬煮至汤汁黏稠，放入白糖、荸荠丁，搅拌均匀即可。

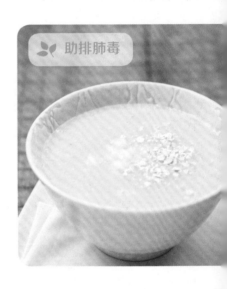

助排肺毒

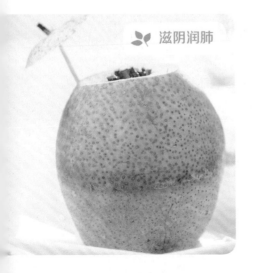

滋阴润肺

梨丁香

原料：

梨 1 个，丁香 15 枚。

做法：

1. 梨洗净，去核，将丁香放入梨核的位置。

2. 将梨放到锅里，蒸熟，食用时把丁香去掉，食梨即可。

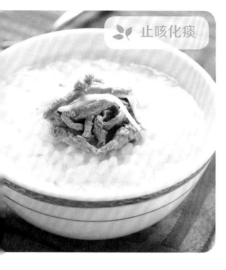

止咳化痰

鸭肉粥

原料：

大米 50 克，鸭肉 100 克，葱段、姜丝、盐各适量。

做法：

1. 将鸭肉、葱段放入锅中，加清水，中火煮 30 分钟，取出鸭肉，放凉，切丝。

2. 将大米洗净，放入锅中，加入煮鸭肉的高汤，小火煮 30 分钟，再将鸭肉丝、姜丝放入锅内同煮 20 分钟，出锅前放盐调味。

洋葱炒鸡蛋

原料：

洋葱 1 个，鸡蛋 2 个，生抽、盐各适量。

做法：

1. 洋葱洗净，切成细条；鸡蛋打入碗中，加适量盐搅拌均匀，备用。

2. 油锅烧热，放入洋葱条煸炒，直至出香味后将其拨到锅边，倒入鸡蛋液，翻炒至其凝固，加入适量生抽，翻炒均匀即可。

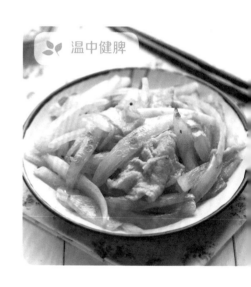

温中健脾

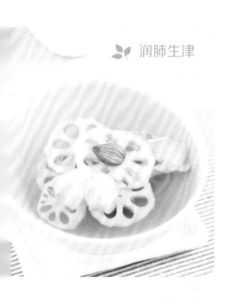

润肺生津

百合莲藕汤

原料：

莲藕 100 克，鲜百合 30 克，甜杏仁 5 克，白糖适量。

做法：

1. 鲜百合洗净，掰瓣；莲藕去皮，洗净，切片。

2. 甜杏仁洗净，沥干水分，将鲜百合瓣、莲藕片和甜杏仁一同放入砂锅中，加入水。

3. 大火煮沸后，转小火煲 30 分钟，加白糖调味即可。

附录:《黄帝内经》中的养生智慧

上古之人,其知道者,法于阴阳,和于术数,食饮有节,起居有常,不妄作劳,故能形与神俱,而尽终其天年,度百岁乃去。

余知百病生于气也。怒则气上,喜则气缓,悲则气消,恐则气下,惊则气乱,思则气结。

夫心藏神,肺藏气,肝藏血,脾藏肉,肾藏志,而此成形。志意通,内连骨髓,而成身形五脏。五脏之道,皆出于经隧,以行血气,血气不和,百病乃变化而生,是故守经隧焉。

大毒治病,十去其六;常毒治病,十去其七;小毒治病,十去其八;无毒治病,十去其九。谷肉果菜,食养尽之,无使过之,伤其正也。

故智者之养生也,必顺四时而适寒暑,和喜怒而安居处,节阴阳而调刚柔,如是则僻邪不至,长生久视。

五脏各以其时受病,非其时各传以与之。人与天地相参,故五脏各以治时。感于寒则受病,微则为咳,甚则为泄为痛。乘秋则肺先受邪,乘春则肝先受之。

夫五味入口,藏于胃,脾为之行其精气,津液在脾,故令人口甘也。此肥美之所发也,此人必数食甘美而多肥也,肥者令人内热,甘者令人中满,故其气上溢,转为消渴。

脉气流经,经气归于肺,肺朝百脉,输精于皮毛。毛脉合精,行气于府。腑精神明,留于四脏,气归于权衡。

正气内存,邪不可干,邪之所凑,其气必虚。

知之则强,不知则老,故同出而名异耳。智者察同,愚者察异,愚者不足,智者有余,有余则耳目聪明,身体轻强,老者复壮,壮者益治。

草生五色,五色之变,不可胜视。草生五味,五味之美,不可胜极。嗜欲不同,各有所通。天食人以五气,地食人以五味。五气入鼻,藏于心肺,上使五色修明,音声能彰。五味入口,藏于肠胃,味有所藏,以养五气。气和而生,津液相成,神乃自生。

心之合脉也,其荣色也,其主肾也。肺之合皮也,其荣毛也,其主心也。肝之合筋也,其荣爪也,其主肺也。脾之合肉也,其荣唇也,其主肝也。

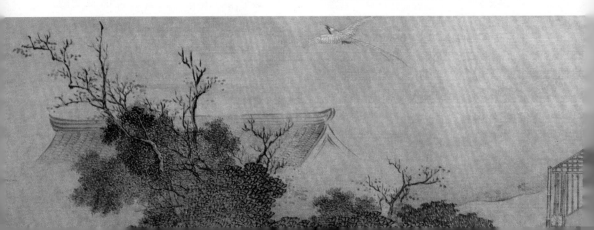